U0121694

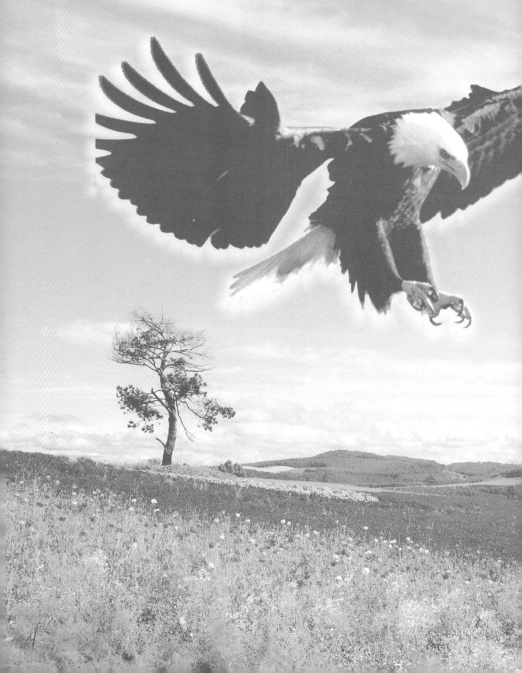

大展好書　好書大展
品嘗好書　冠群可期

大展好書　好書大展
品嘗好書　冠群可期

健康絕招 7

國醫大師 圖說

艾 灸

李業甫　主編

品冠文化出版社

編 委 會

序　言

　　隨著現代社會的發展、生活節奏的加快，人們生活緊張、工作壓力大，身心處在亞健康狀態而不自知，不是腰酸背痛、頸肩酸痛，就是四肢無力渾身沒勁，但是去醫院檢查又沒有什麼病。這種亞健康狀態最宜採用中醫養生小方，其中艾灸是很好的選擇。

　　艾灸作為一種古老的防病治病方法，對很多疾病都具有很好的療效。《靈樞·官能》中說：「針所不為，灸之所宜。」生活中，如產婦月子裏著涼，把艾條掰碎了泡腳就行；小寶寶著涼最愛拉肚子，可每天給他灸肚臍；老是覺得腰部涼涼的，可每天用艾盒灸命門 15 分鐘；50 歲以後，每天艾灸足三里 10 分鐘，可增強脾胃功能，提高機體抵抗力，以預防各種疾病。

　　艾灸是中國自古相傳的中醫治病、養生方法，已經有數千年的歷史。「家有三年艾，郎中不用來」「若要身體安，三里常不干」等民間諺語流傳至今。

　　艾灸是以有「長壽之草」之稱的艾草作為主要原料，製作成艾絨和艾條，然後在選定的穴位上用不同方法燃燒進行施灸。艾灸透過對人體的穴位施灸，產生溫熱刺激作用，可以改善人體的氣血循行、疏經通絡、調節臟腑功能，從而達到防病治病、長壽保健的作用。

　　艾灸適合一年四季進行，不僅有溫通效果，還有清瀉、急救、安胎、養生等功效，適用的範圍較廣，可廣泛用於內科、外科、婦科、兒科等的寒熱虛實病症，灸療效果溫和、安全。本書採用了圖文並茂的形式，介紹了生活中常見的 76 種病症的對症艾灸方法。

　　衷心希望此書能夠給廣大讀者提供便利，帶來健康和快樂，讓此書成為實用、有效、直接的防病、治病的保健書。

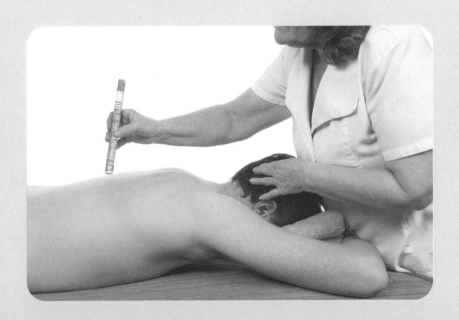

目　錄

第三章　辨證施灸，讓小病痛無所遁形‥‥‥‥‥‥‥57

第一章
初識艾灸，
瞭解艾灸的二三事

　　李時珍在《本草綱目》中記載：「艾葉生則微苦太辛，熟則微辛太苦，生溫熟熱，純陽也 …… 灸之則通諸經，而治百種病邪，起沉屙之人為康泰，其功亦大矣。」近年來，越來越多的人選擇艾灸養生，但是對於艾灸卻又不甚瞭解。翻開本章，瞭解艾灸的二三事，讓在家艾灸也變得簡單從容。

家有艾草燃著香，不用醫生開藥方

　　艾灸是中醫學的重要組成部分，是我國傳統醫學的文化瑰寶，能夠對百餘種疾病起到很好的效果，因此能夠在春秋戰國時期就廣為流傳而被廣大百姓所喜愛而傳承至今。「家有三年艾，郎中不用來」的諺語也流傳至今。

　　艾灸是一種獨立的治療保健方法，起源於中國原始社會，用於健身、防病、治病，在我國已有數千年的歷史。

　　早在春秋戰國時期，人們已經開始廣泛使用艾灸法，如《莊子》中記載有「越人薰之以艾」，《孟子》中也有「七年之疾，當求三年之艾」的記載。

　　艾灸是以有「長壽之草」之稱的艾草作為主要原料的中醫療法，將艾葉製作成艾絨和艾條，然後在選定的穴位上用各種不同的方法燃燒進行施灸。

　　艾灸透過對人體的穴位施灸，產生溫熱刺激作用，可以改善人體的氣血循行、疏經通絡、調節臟腑功能，從而達到防病治病、長壽保健的作用。其適應範圍非常的廣泛，常用於內科、外科、婦科、兒科、五官科疾病的治療。

　　艾灸在我國已有數千年的歷史，作為一種「自然療法」備受當今醫學推崇，不僅操作方法簡單，並且安全可靠、適用範圍廣泛、療效奇特、無毒副作用、經濟實惠。灸足三里、中脘、命門、氣海、關元可使人胃氣盛、陽氣足、精血充，從而增強身體抵抗力，病邪難犯，具有防病保健之功效。現代，灸療已經成為重要的養生

保健方法之一。

　　艾灸有溫陽補氣、溫經通絡、消瘀散結、補中益氣的作用，不僅可以用於治療不同的疾病，並且能夠起到養生保健的功效。因此，隨著人們對艾灸的認識，艾灸療法必將深受喜愛，造福於人類。

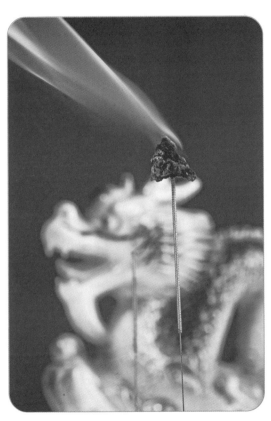

溫針灸

認識艾草、艾絨和艾條

認識艾草

　　艾灸的最主要材料是艾草，艾草有「藥草中的鑽石」之稱，屬於菊科植物，別名香艾、蘄艾、艾蒿、醫草等。多年生草本或略成半灌木狀，植株有濃烈香氣。艾草在生活中有食用、飲用、浸泡、清潔等廣泛用途，因此還有「神仙草」的美譽。

　　艾葉的氣味芳香，味辛、微苦、性溫熱，具有純陽之性，作為艾灸的主要材料能夠理氣血、溫經脈、逐寒濕、止冷痛，為婦科要藥。同時艾葉能夠搗絨，製成艾條、艾柱，外灸能夠散寒止痛、溫煦氣血。

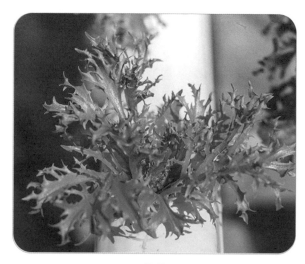

艾草

《本草綱目》記載：艾以葉入藥，性溫、味苦、無毒、純陽之性、通十二經，具回陽、理氣血、逐濕寒、止血安胎等功效，亦常用於針灸。故艾草又被稱為「醫草」，能夠除百病，用艾葉做施灸材料，有通經活絡、祛除陰寒、消腫散結、回陽救逆等作用。

巧選艾條

艾條品質的優劣直接影響著施灸的效果，因此我們在選用艾條的時候，一定要注意選購品質好的艾條。艾條的選擇一般從艾條的形、火、絨三個方面選購。

形：優質艾條整體挺拔結實、不鬆軟，氣味芳香；劣質艾條則質地鬆軟，雜質含量較多，甚至有刺激氣味。

火：好的艾條火力柔和不剛烈，彈掉艾灰，看上去是紅透的樣子；普通的艾條，冒出的煙發黑，著火的過程中火力不均勻，有刺激性氣味。

絨：艾絨主要以柔軟細膩的為好，如果裏面有較多的梗或者其他的雜質就不好了。另外也可從艾絨中選出一小撮，用拇指、食指和中指捏起一撮，能成形的就是好艾絨。簡單來選的步驟就是一捏、二看、三聞。

選擇艾絨的要點

隨著艾灸養生保健被廣泛認可，越來越多的朋友會去商店選購艾灸用品，選擇艾灸用品讓人最擔心的就是艾絨的品質問題，市場上的艾絨品質差異大，選購者可從年份、純度、燃燒三個方面來辨別優劣艾絨。

首先，艾絨的品質與艾葉的年數有關，通常陳年艾的艾絨比較好。在實際操作中，陳艾的火力溫和，穿透力強且不燥烈，灸後效果顯著，而普通的新艾製品則效果不明顯。

　　辨別艾絨的年數，一是聞氣味，陳艾製作的艾絨氣味不強烈，而新艾製作的艾絨氣味很濃比較刺鼻。二是看色澤，陳艾製作的艾絨顏色發黃，純度越高就越黃；而新艾製作的艾絨則黃中夾雜淺綠。

　　其次，艾絨的品質與純度有關。所謂純度就是指艾絨在加工過程中，艾葉基礎原料和最終成品艾絨的比例，通常搭配比例在4：1到30：1之間。越純的艾絨顏色越是金黃，絨細如絲。

　　在這裏需要指出的就是施灸者不必過於追求艾絨的純度，因為艾灸的效果優劣不僅與艾絨品質有關，同時還與配穴準確、施灸環境有很大的關係，因此建議普通艾灸保健者選擇8：1或10：1的艾絨也就足夠了！

　　最後，艾絨的優劣與燃燒的情況有關。好的艾絨燃燒時冒出的煙比較淡白，不濃烈，氣味香，不刺鼻；而普通的艾條冒出的煙發黑，著火的過程中火力也不均勻，並且會發出響聲，這與艾絨裏含枝枝杈杈的雜質有關。

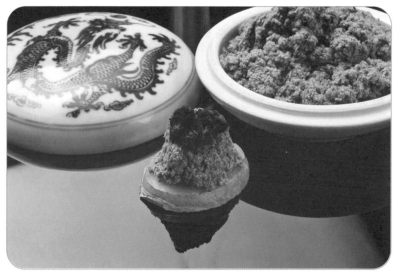

艾絨

藉助工具施灸

　　艾灸療法中的溫灸法需要藉助器具，溫灸器主要有兩種：溫灸筒、溫灸盒。

溫灸筒

圓錐式溫灸筒

　　圓錐式溫灸筒形狀大體與平面式溫灸筒類似，底部為錐形，可用於小面積的點灸。

平面式溫灸筒

　　平面式溫灸筒是一個筒狀金屬盒，筒底部有數十個小孔，筒壁有許多圓孔。上部有蓋，可以隨時取下。筒壁上安有一長柄，便於手持。

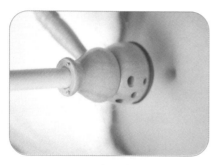

圓錐式溫灸筒

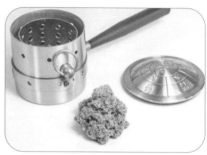

平面式溫灸筒

溫灸盒

溫灸盒

　　溫灸盒是用厚約 0.5 公分的木板或竹板製成的長方形盒子。下面不裝底，上面製作一個可以取下的盒蓋，在盒內距底邊 3 ～ 4 公分處安裝鐵紗窗一塊。

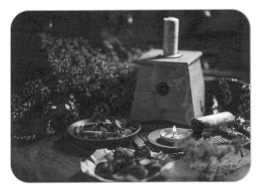

溫灸盒

多孔溫灸盒

　　多孔溫灸盒底部有多個圓孔，可用於大面積施灸。

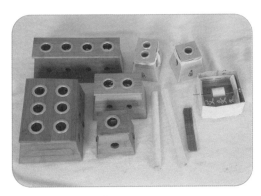

多孔溫灸盒

清楚灸法巧施灸

艾條灸

艾條灸是目前人們最為常用的灸法，因其方便、安全、操作簡單，最適於進行家庭自我保健和治療。將艾條點燃後在穴位或病變部位進行薰灸的方法，又稱艾捲灸法。根據艾條灸的操作方法，分為溫和灸、雀啄灸和迴旋灸三種。

溫和灸

施灸者手持點燃的艾條，對準施灸部位，在距皮膚 3 公分左右的高度進行固定薰灸，使施灸部位溫熱而不灼痛，一般每處需灸 5 分鐘左右。溫和灸時，在距離上要由遠漸近，以患者自覺能夠承受為度。當對小兒施行溫和灸時，則應以小兒不會因疼痛而哭叫為度。也有用灸架將艾條固定於施灸處上方進行薰灸，可同時在多處進行灸治。本法有溫經散寒、活血散結等作用，針對神志不清、局部知覺減退的患者及小兒施灸時，施灸者可將另

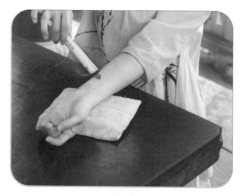

溫和灸

一隻手的食指和中指分置於施灸部位兩側，由施灸者的手指感覺局部皮膚的受熱程度，以便調節施灸距離，防止燙傷。進行溫和灸時應注意周圍環境的溫涼度，以免因衵露身體而致傷風感冒。

雀啄灸

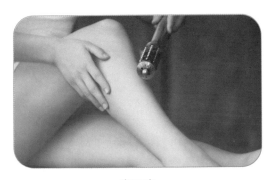

雀啄灸

施灸者手持點燃的艾條，在施灸穴位皮膚的上方約 3 公分處，如鳥雀啄食一樣做一上一下的活動薰灸，不固定於一定的高度，一般每處薰灸 3 ～ 5 分鐘。

本法多用於昏厥急救及小兒疾病，作用上偏於瀉法。注意向下活動時，不可使艾條觸及皮膚，應及時撣除燒完的灰燼。此外，還應注意艾條移動速度不要過快或過慢，過快則達不到目的，過慢易造成局部灼傷及刺激不均，影響療效。

迴旋灸

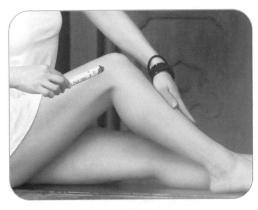

迴旋灸

施灸者手持燃著的艾條，在施灸部位的上方約 3 公分高度，根據病變部位的形狀做速度適宜的上下、左右往復移動或反覆旋轉薰灸，使局部 3 公分範圍內的皮膚溫熱而不灼痛。適用於呈線狀或片狀分布的風濕痹痛、神經麻痹等範圍稍大的病症。

艾炷灸

　　艾炷灸是將艾炷直接或間接置於穴位上施灸的方法。製作艾炷時，先將艾絨置於手心，用拇指搓緊，再放到平面桌上，以拇指、食指、中指捻轉成上尖下圓底平的圓錐狀。麥粒大者為小炷，黃豆大者為中炷，蠶豆大者為大炷。

　　在施灸時，每燃完一個艾炷，稱之為「一壯」。施灸時的壯數多少、艾炷大小，可根據疾病的性質、病情的輕重、體質的強弱而定。根據不同的操作方式，艾炷灸可分為直接灸（著膚灸）和間接灸（隔物灸）兩大類。一般而言，用於直接灸時，艾炷要小些；用於間接灸時，艾炷可大些。下面，我們為大家分別詳細介紹。

直接灸

　　施灸時多用中、小艾炷。可在施灸穴位的皮膚上塗少許石蠟油或其他油劑，使艾炷易於固定，然後將艾炷直接放在穴位上，用火點燃尖端。當患者皮膚不能耐受灼熱感時，用鑷子將艾

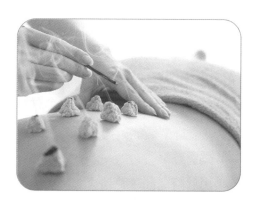

直接灸

炷夾去，繼而更換新艾炷施灸。此法適用於虛寒證及眩暈、皮膚病等。

間接灸

　　在艾炷與皮膚之間墊上某種藥物而施灸，具有艾灸與藥物的雙重作用，加之本法火力溫和，患者易於接受，故廣泛應用於內科、

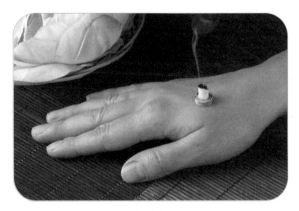

間接灸

外科、婦科、兒科、五官科疾病。間接灸根據其襯隔物品的不同，可分為以下三種灸法。

隔薑灸：

用厚約 0.3 公分的生薑一片，在中心處用針穿刺數孔，上置艾炷放在穴位上施灸，病人感覺灼熱不可忍受時，可用鑷子將薑片向上提起，襯一些紙片或乾棉花，放下再灸，或用鑷子將薑片提舉稍離皮膚，灼熱感緩解後重新放下再灸，直到局部皮膚潮紅為止。

此法簡便，易於掌握，一般不會引起燙傷，可以根據病情反覆施灸，對虛寒病症，如腹痛、泄瀉、痛經、關節疼痛等均有療效。

隔鹽灸：

用於臍窩部（神闕穴）施灸。操作時用食鹽填平臍孔，再放上薑片和艾炷施灸。若患者臍部凸起，可用水調麵粉，搓成條狀圍在臍周，再將食鹽放入麵圈內隔薑施灸。

本法對急性腹痛吐瀉、痢疾、四肢厥冷和虛脫等症具有回陽救逆之功效。

隔蒜灸：

取新鮮獨頭大蒜，切成厚約 0.3 公分的蒜片，用細針於中間穿刺數孔，放於穴位或患處，上置艾炷點燃施灸。艾炷如黃豆大，每

灸 4～5 壯更換蒜片，每穴 1 次灸足 7 壯。也可取適量大蒜，搗成泥狀，敷於穴位上或患處，上置艾炷點燃灸之。

本法適用於治療癰、疽、瘡、癤、蛇咬、蠍蜇等外傷疾患。

天灸

天灸，現代稱之為「藥物發疱灸」，是用一些對皮膚有刺激性、能引起發疱的藥物敷貼於穴位或患處的一種無熱源灸法。敷藥後能使局部皮膚潮紅、充血，甚至引起疱如火燎，故稱灸。

天灸所用藥物大多是單味中藥，但也有用複方的。常用的有毛跟、大蒜、斑蝥、白芥子、巴豆、細辛、吳茱、甘遂、天南星、蓖麻子等數十種。

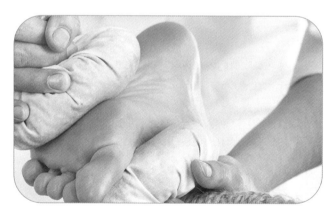

天灸

四種正確的取穴法

手指同身寸定位法

　　手指同身寸度量取穴法是指以患者本人的手指為標準度量取穴，是臨床取穴定位常用的方法之一。這裏所說的「寸」，與一般尺制度量單位的「寸」是有區別的，是用被取穴者的手指作尺子測量的。由於人有高矮胖瘦之分，不同的人用手指測量到的一寸也不等長。因此，測量穴位時要用被測量者的手指作為參照物，才能準確地找到穴位。

　　拇指同身寸：拇指指間關節的橫向寬度為 1 寸。

　　中指同身寸：中指中節屈曲，內側兩端紋頭之間作為 1 寸。

　　橫指同身寸：又稱「一夫法」，指的是食指、中指、無名指、小指併攏，以中指近端指間關節橫紋處為準，四指橫向寬度為 3 寸。

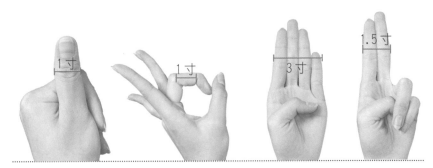

手指同身寸定位法

　　另外，食指和中指二指指腹橫寬（又稱「二橫指」）為 1.5 寸。食指、中指和無名指三指指腹橫寬（又稱「三橫指」）為 2 寸。

體表標誌定位法

　　固定標誌：常見判別穴位的標誌有眉毛、乳頭、指甲、趾甲、腳踝等。如神闕位於腹部臍中央，膻中位於兩乳頭中間。

　　動作標誌：需要做出相應的動作姿勢才能顯現的標誌，如張口取耳屏前凹陷處即為聽宮穴。

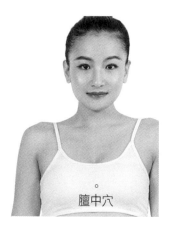

體表標誌定位法

骨度分寸定位法

　　此法始見於《靈樞・骨度》篇，它是將人體的各個部位分別規定其折算長度，作為量取腧穴的標準。如前後髮際間為 12 寸；兩乳頭間為 8 寸；胸骨體下緣至臍中為 8 寸；耳後兩乳突（完骨）之間為 9 寸；肩胛骨內緣至背正中線為 3 寸；肩峰緣至背正中線為 8 寸；腋前（後）橫紋至肘橫紋為 9 寸；肘橫紋至腕橫紋為 12 寸；股骨大粗隆（大轉子）至膝中為 19 寸；膝中至外踝尖為 16 寸。

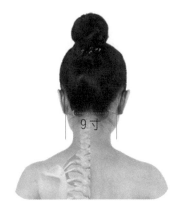
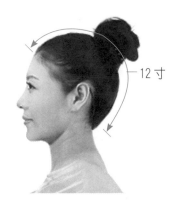

骨度分寸定位法

感知找穴法

身體感到異常，用手指壓一壓，捏一捏，摸一摸，如果有疼痛、硬結、癢等感覺，或和周圍皮膚有溫度差，如發涼、發燙，或皮膚出現黑痣、斑點，那麼這個位置就是所要找的穴位。

感覺疼痛的部位，或者按壓時有酸、麻、脹、痛等感覺的部位，可以作為阿是穴治療。阿是穴一般在病變部位附近，也可在距離病變部位較遠的地方。

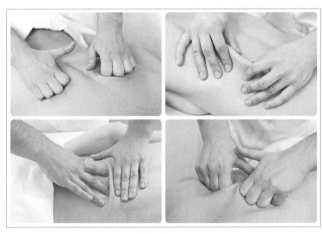

感知找穴位

艾灸禁忌要注意

艾灸適應證

艾灸適用於治療體表及臟腑病症，亦適用於各種虛寒症，也可治療某些實熱證，還可治療慢性病和急性病。

例如感冒、哮喘、咳嗽、支氣管炎、頸椎病、偏頭痛、肩周炎、坐骨神經痛、關節炎、骨折恢復期、胃痛、疝氣、肝病、腎病、皮膚病，以及女性痛經、崩漏、帶下症、盆腔炎等。

其適用範圍非常廣泛。

艾灸禁忌證

因為在施灸的過程中要消耗人體的精血，還可能燙傷皮膚，所以要嚴格掌握艾灸的禁忌。

人體有些部分不宜艾灸，例如面部，孕期婦女的腰骶部、下腹部、乳頭、陰部等不能施灸。有些熱性病，陰虛陽元（如五心煩熱、面紅耳赤）以及邪熱內積者不宜施灸。不宜在過饑、過勞、過飽及大怒時施灸，女性月經期不宜施灸。

禁灸的穴位

禁灸穴是艾灸應用過程中避免事故發生的根據，是我國古人幾千年艾灸實踐得來的經驗。

如睛明、絲竹空、瞳子髎、承泣等布於頭面部，接近眼球，施

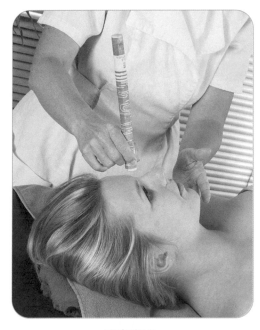

頭部艾灸

灸會留下難看的般痕，《肘後備急方》指出：「口喎僻者，灸口吻、口橫紋間，覺火熱便去艾，即癒，勿盡艾，盡艾則太過。」人迎、經渠位於重要臟器和表淺大血管的附近，以及皮薄肌少筋肉結聚的部位，般痕灸容易損傷到血管；還有一些穴位位於手或足的掌側，如中衝、少商、隱白，對這些穴位施灸時會感到較疼痛，易造成損傷，且易引起臟器的異常活動。

使用艾炷直接對這些穴位施灸，會產生不良後果，所以禁忌是很有道理的。此外，關節活動處亦不用般痕灸，避免化膿、潰爛，且不易癒合。

中醫學古籍首次明確提出禁針禁灸穴的是《針灸甲乙經》，其中記載禁灸穴位有 22 個：

頭維、承光、風府、腦戶、瘂門、下關、耳門、人迎、絲竹空、承泣、白環俞、乳中、石門、氣衝、淵腋、經渠、鳩尾、陰市、陽關、天府、伏兔、地五會。

清代《針灸大成》記載禁灸穴 45 個，分別為：

瘂門、風府、天柱、承光、頭臨泣、頭維、絲竹空、攢竹、睛明、素髎、禾髎、迎香、顴髎、下關、人迎、天牖、天府、周榮、淵腋、乳中、鳩尾、腹哀、肩貞、陽池、中衝、少商、魚際、經

渠、地五會、陽關、脊中、隱白、漏谷、陰陵泉、條口、犢鼻、陰市、伏兔、髀關、申脈、委中、殷門、承扶、白環俞、心俞。

《針灸逢源》又加入腦戶、耳門二穴為禁灸穴，至此，禁灸穴總計為 47 個。《針灸集成》記載禁灸穴 49 個，《醫宗金鑒》記載禁灸穴 97 個。

隨著現代醫學的進步，透過人體解剖學，人們更加深入地了解了人體各部位的結構，古人所說的禁灸穴大都可以用艾條或者艾灸盒溫和施灸，這樣既不會對機體造成創傷，也能使艾灸療法很好地為人們服務。如灸少商治鼻衄、灸隱白治血崩、灸鳩尾治癲病、灸心俞治夜夢遺精、灸犢鼻治膝關節痹痛等。

實踐證明，有的禁灸穴位值得進一步深入研究。在掌握施灸部位的禁忌時，如遇危急重症，有些部位改用變通之法還是可灸的。變通之法可用艾條灸、間接灸等，最好在臨證時靈活施行。

現代中醫臨床認為，所謂禁灸穴只有 4 個，即睛明穴、素髎穴、人迎穴、委中穴。不過婦女妊娠期下腹部、腰骶部、乳頭、陰部等均不宜施灸。

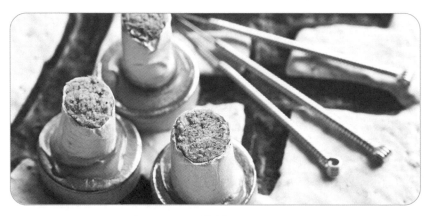

艾絨

灸後護理及調養

艾灸後的反應

1. 灸後有水泡，古稱灸花，為濕氣或其他毒素外排的表現。小的無須處理，大的需在嚴格無菌操作下將膿液引流減壓，注意之後的包紮及避免感染。

2. 灸後局部起紅疹，多在灸完 2 ～ 3 天後出現，多數屬濕氣外排的好轉反應。

3. 灸後傷口處發癢、發紅、發腫、化膿，屬傷口處有濕熱（或寒濕）外排現象，屬好轉反應。

4. 灸後膝蓋處有向外冒風感或發麻感，屬風邪（或濕氣）外排

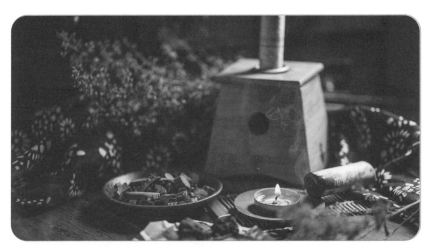

艾灸盒

現象。

5. 灸後不熱，沒有感覺，多為身體經絡瘀阻不通，或身體非常好的表現。

6. 灸後腹瀉，並無氣虛的表現，屬於排毒反應。

7. 灸後便秘，多為氣血虛或體內有熱而產生，灸後多喝溫水可緩解。

8. 灸後腰酸腰痛，屬於「氣衝病灶」的反應。氣血打通鬱結點，本來沒有感覺，現在反而有了感覺，多為身體有陳舊性損傷。

9. 灸後頭暈、失眠，多為氣血充足，上衝於頭部的反應。

10. 灸後月經延遲和月經提前屬經絡調整的過程，屬好轉反應，不影響下個月經週期。

11. 乳腺增生灸療時會有疼痛和蟻行感，疼痛屬化瘀散結的過程，蟻行感為氣血運行邪毒外排的過程。

12. 灸後上火。艾灸後會出現口乾舌燥的現象，這表明體內的陰陽正在調整，陰不勝陽，這時應注意多喝溫開水。有時候還會出現西醫所診斷的各種炎症，這是因為病邪逐漸外發，出現炎症的地方正是病邪被驅趕外排的地方，此時應該繼續艾灸，直到病邪完全被排除。

灸疱的處理

施灸後灸者容易出現水泡、水汽等現象，這些都是身體向外排邪所致，不用過於擔心。若水泡較小，可以不用處理，待其自行復原；若水泡較大，可以用針刺破，同時塗些紫龍藥水防止其感染即可，切記將泡皮剪除。

灸瘡的處理

灸後起疱，化膿後就形成灸瘡，灸瘡形成後要避免感染，每天

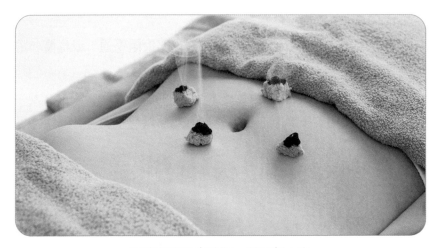

直接灸要注意時間，避免起水泡

在灸瘡周圍用 75% 的酒精棉球消毒，用乾棉球吸乾表面的膿液，不可以清理膿苔，否則不僅會引起灸瘡疼痛，並且還會阻礙膿液外滲。如果發現灸瘡有不斷擴大的趨勢，膿色由淡白色變為黃綠色，而且有惡臭味，可以先用雙氧水沖洗，之後用消炎膏或生肌玉紅膏塗貼。

暈灸的預防和護理

暈灸是一種不多見的艾灸不良反應，多為輕症，但有的也較嚴重，應引起注意。

暈灸產生的誘因很多，比如體質虛弱、精神過於緊張、饑餓、疲勞、過敏體質、心血管疾病，或穴位艾灸刺激過強、體位不當，以及環境和氣候等因素均有可能導致暈灸。

暈灸的臨床表現主要為：輕者頭暈胸悶，噁心欲嘔，肢體發軟發涼，搖晃不穩，或伴瞬間意識喪失；重者突然意識喪失，昏倒在地，唇甲青紫，大汗淋漓，面色灰白，雙眼上翻，二便失禁。

對於輕度暈灸應迅速停止施灸，將患者扶至空氣流通處，抬高

雙腿，頭部放低（不用枕頭），靜臥片刻即可。如患者仍感不適，給予溫熱開水或熱茶飲服。重度暈灸馬上停灸後平臥，如情況緊急，可令其直接臥於地板上，必要時，配合施行人工呼吸，注射強心劑及針刺水溝、湧泉等穴。

施灸後的調養

施灸的過程中身體會消耗元氣來疏通經絡，調補身體功能，因此灸後容易出現各種反應。所以，灸後的調養是非常重要的，是決定灸療療效的關鍵因素，灸者要從心性調養、睡眠起居、飲食及運動調養等多方面加以調養。

灸者要保持良好的心態和情緒，不可大喜大悲或者過於憂傷焦慮等，每天保證充足的睡眠，飲食上禁食一切生冷油膩的食物，不要飲酒，飲食宜清淡為主，以調養脾胃，灸後運動要以散步、打坐為主。

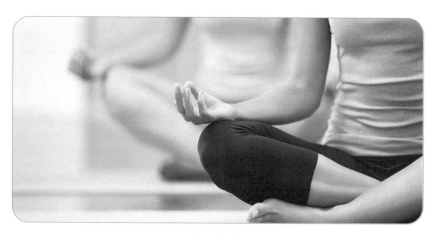

灸後打坐調養身體

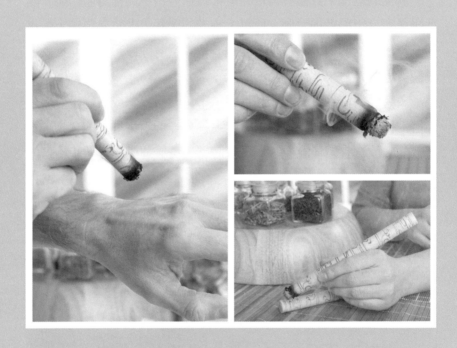

第二章
點燃艾灸，
強身祛病保健康

現代人的免疫力普遍低下，容易患各種各樣的疾病，而這些常見病有一個共同點：多是因為寒邪或者是各種原因導致的氣滯。在施行艾灸對症治療前，都要辨證論治，找準穴位，從根源上解決問題。艾灸能夠舒筋活絡，對整個身體的調理有著一定的作用。

學會辨證，看清病根

無論是針、灸、按摩亦或是服用中藥，中醫在治療前都要辨證論治。中醫的辯證方式有很多，但是陰陽、表裏、寒熱、虛實這八綱是最基礎，也是最容易理解的辨證方法。

八綱症狀對照表	
陰證	陽證
裏、虛、寒證都屬於陰證 陰證多指裏證的虛寒證	表、實、熱證都屬於陽證 陽證多指表證的實熱證
表證	裏證
皮毛、肌膚和淺表的經絡屬表證 病在肌表，病位淺而病情輕	臟腑、血脈、骨髓及體內經絡屬裏證 病在臟腑，病位深而病情重
寒證	熱證
感受寒邪或機體陽氣不足所表現的證候 陰盛或陽虛的表現為寒證	感受熱邪或機體陽氣偏盛所表現的證候 陽盛或陰虛的表現為熱證
虛證	實證
正氣不足所表現的證候 虛證雖是正氣不足，而邪氣也不盛	邪氣過盛所表現的證候 邪氣過盛，但正氣尚未衰

從這四個方面，一步步地辨別，首先要分清陰證還是陽證，再看是寒證還是熱證。以感冒為例，我們可以由八綱辨證法，得出的結果是感冒應該是表陽實熱證。有了這樣的分析，我們才能對症治療。

那麼，應該怎麼分辨陰陽、表裏、寒熱、虛實呢？

陰證：身畏寒，不發熱，肢冷，精神萎靡，脈沉無力或遲。

陽證：身發熱，惡熱，肢暖，煩躁口渴，脈數有力。

表證：惡寒重，發熱輕，頭身疼痛，明顯流清涕，口不渴，苔薄白，脈浮。

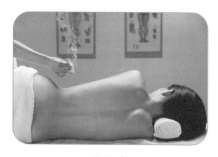

溫和灸

裏證：臟腑氣血陰陽失調為主要臨床表現，其表現複雜，凡非表證的一切證候皆屬裏證。

寒證：畏寒、形寒肢冷，口不渴或喜熱飲，面色白，咳白色痰，腹痛喜暖，大便稀塘，小便清長，舌質淡，苔白，脈沉遲。

虛證：面色蒼白或萎黃，精神萎靡，身疲無力，心悸氣短，形寒肢冷。

實證：高熱、面紅，煩躁，聲高氣粗，腹脹滿疼痛而拒按，痰涎壅盛，大便秘結，小便不利，或有瘀血腫塊，水腫，食滯，舌苔厚膩，脈實有力。

透過以上內容，大家很容易就能用八綱辨證判斷自己所患疾病是什麼證。那麼這些疾病的致病因素又是什麼呢？中醫學把致病外邪分為六淫：風、寒、暑、濕、燥、火。我們用表格可以更加全面直觀地了解這六淫。

六淫致五臟疾病及致病特點對照表		
六淫	致病特點	易傷及的臟腑
風邪	病位游移不定，發病急驟，變化無常，多兼其他病邪	肝
寒邪	表現寒象，阻滯氣血，多見疼痛，腠理、經脈、筋脈收縮拘急	腎
暑邪	上犯頭目，擾及心神，易傷津耗氣，多見暑濕夾雜	脾、心
濕邪	易阻滯氣機，病程纏綿難癒，多見頭身肢體困重	脾
燥邪	易耗傷津液，易傷肺	肺
火邪	易傷津耗氣，易擾心神，易致陽性	心

腹背對穴，將隱患「灸」出來

腹部和背部有與臟腑直接對應的穴位，我們把這些穴位稱作「募穴」和「俞穴」，艾灸這些穴位除了能治療相應臟腑的疾病外，還能把未表現出來的疾病灸出來。

腹部有與臟腑直接對應的穴位

「募」有聚集、匯合的意思，「募穴」就是臟腑之氣在胸腹部匯聚的一些特定的穴位。五臟（心、肝、脾、肺、腎）、心包絡及六腑（小腸、膽、胃、大腸、膀胱、三焦）各有一個募穴，所以募穴一共有 12 個，是一一對應的關係。

俞穴都位於背腰部足太陽膀胱經上，和臟腑也是一一對應的，一共 12 個，詳細見下表。

穴位臟腑對照表			
募穴	俞穴	對應臟腑	相應病症
巨闕	心俞	心	心火旺，則面赤舌紅，尤其舌尖深紅起刺；若心脈為淤血所阻，則面色與舌色均較暗，可出現青紫
期門	肝俞	肝	情緒改變、鬱結則悶悶不樂，生發太過則急躁易怒
章門	脾俞	脾	消化功能異常，出現腹脹、便塘、食慾不振等表現。水液運化功能減退，則可出現水腫
中府	肺俞	肺	呼吸不暢，出現咳嗽氣喘、鼻塞、流涕、噴嚏、失音等症狀，還會出現多汗、皮毛憔悴枯槁的現象
京門	腎俞	腎	性能力減弱，面色蒼白，畏寒肢冷，精神萎靡，反應遲鈍，還可有尿量的改變

續表

穴位臟腑對照表			
募穴	俞穴	對應臟腑	相應病症
膻中	厥陰俞	心包	神昏、譫語等
關元	小腸俞	小腸	腹脹、腹痛、便溏、泄瀉等
日月	膽俞	膽	胸脅脹滿疼痛、食慾不振、厭油膩、口苦、吐黃苦水等
中脘	胃俞	胃	胃脘脹痛、納呆厭食、口臭、噁心嘔吐等
天樞	大腸俞	大腸	大便性狀和排便習慣的改變，如裏急後重或便結，腸鳴泄瀉
中極	膀胱俞	膀胱	貯尿和排尿功能失常，如尿頻、尿急和尿痛，或小便不利、尿少、尿閉
石門	三焦俞	三焦	上焦異常同心、肺，中焦異常同脾、胃，下焦異常同小腸、大腸、肝、腎、膀胱

　　募穴和俞穴都是臟腑之氣輸注、聚集的部位，和臟腑是直接相連的。所以，直接灸治這些部位的穴位，可以治療相應臟腑的疾病。比如艾灸中脘穴可以找出消化系統的疾病。病邪隱而不發的時候，艾灸還能把沒發作的病找出來，這就是尋病。

　　腹部募穴屬陰，背部俞穴屬陽，在找病的時候，募穴和俞穴搭配，兩者一前一後，一陰一陽，相互協同，可以更好的找出陰陽兩證。用直接灸和溫和灸都可以灸出疾患。直接灸 3～5 壯，溫和灸 15 分鐘。在艾灸過程中要仔細感覺，看有沒有灸感的傳導、有沒有疼痛感覺，還要注意看看有沒有出現灸後反應。如果有以上反應，就意味著把病找出來了。

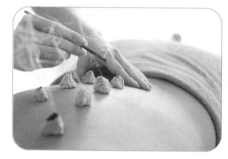

直接灸可灸出疾患

艾灸不止養顏，還能防未病

祛黃氣

《內經・調經論》說：「血氣不和，百病乃變化而生。」艾灸可以調氣血，令皮毛得以滋養，增加面部的氣血運行，保持面部的紅潤、光澤，並消除面色萎黃、蒼白、晦黯。

消皸裂

艾灸可以使氣血運行加快，氣血得溫則行，可以將營養帶到全身，濡潤肌膚，消除皮膚粗糙、蛇皮症、手足皸裂、皮膚瘙癢症、硬皮症等。

升中氣

人體以陽氣為本，陽氣盛，則人體健康而長壽，即使生病也無大礙。艾灸可以溫補陽氣，補中而振奮陽氣，故用於治療眼瞼下垂、乳房下垂、肥胖等。

拔瘡疹

艾灸對於熱證，不僅有退熱除濕作用，還有消炎瀉火作用。大量實驗證實：灸後可以使外周組織中的白細胞增多，可以增強白細胞的吞噬能力。因此，可以用於治療痤瘡、蛇串瘡等。

淡色斑

艾灸「通十二經，走三陰」，故可以補足少陰腎經之腎陰。又因艾之味苦，故可泄腎中之虛熱，可以起到堅陰降火之妙用。因此，可用於治療黃褐斑、雀斑、眼袋等。

防未病

《千金要方》指出：「此灸訖後，令人陽氣康盛。」艾灸可以扶陽培元，令陽氣充沛，則「衛外而為固」。身體強健，則人的精、氣、神俱在，氣血充盈，青春常駐。

艾灸養生保健療效佳

健脾養胃助消化

脾胃被稱為「後天之本」，脾胃健運，能讓身體氣血充足，保證各個器官有條不紊地工作。但現代生活工作壓力大、節奏快，加上喝酒、暴飲暴食、愛吃冰冷食物……種種不健康的生活習慣，讓原本脆弱的脾胃不堪重負。所以，我們要學會保健脾胃的艾灸保健法，好好養護後天之本。

選穴分析

中脘能和胃健脾、降逆利水；足三里是所有穴位中極具養生保健價值的穴位之一，能生發胃氣、燥化脾濕；脾俞為脾之背俞穴，內應脾臟，能健脾和胃；胃俞為胃之背俞穴，內應胃腑，它是胃氣的保健穴，能和胃降逆、健脾助運。諸穴合用，能健脾和胃，養護後天之本。

【選穴】中脘、足三里、脾俞、胃俞

艾灸基本操作

1. 溫和灸中脘：將燃著的艾灸盒放於中脘上施灸 15 分鐘，以局部皮膚潮紅為度。
2. 雀啄灸足三里：找到足三里，用艾條雀啄灸法灸治 10 ～ 15 分鐘，有熱感上行即可。
3. 溫和灸脾俞：點燃艾灸盒，置於脾俞上灸治 15 分鐘，以局部皮膚潮紅為度。
4. 溫和灸胃俞：點燃艾灸盒，置於胃俞上灸治 15 分鐘，以局部皮膚潮紅為度。

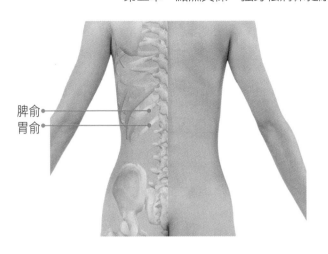

脾俞
胃俞

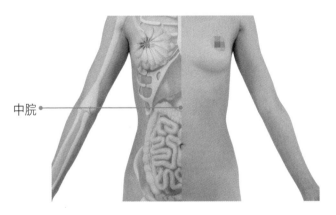

中脘

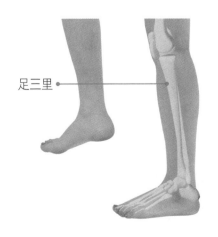

足三里

養心安神助安眠

心煩意亂、睡眠淺表、稍有動靜就會驚醒是焦慮性失眠症的常見症狀，也是亞健康的表現。焦慮、睡眠品質差以及精神恍惚等都與人的心態有著密切的關係，對工作和生活都會產生很嚴重的影響。

研究表明：刺激人體某些穴位可以疏解心煩氣悶，有助於睡眠，能達到安神的效果，也可以輔助保障人的身體健康。

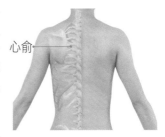
心俞

選穴分析

心俞為心的背俞穴，與心臟關係密切，能寬胸理氣、通絡安神；膻中是心包經經氣及一身宗氣聚集之處，能活血通絡、理氣止喘；神門是神氣出入的門戶，能寧心安神、清心調氣；內關能寧心安神、和胃理氣。諸穴合用，能養心安神。

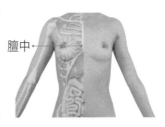
膻中

【選穴】心俞、膻中、神門、內關

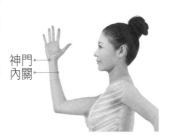
神門
內關

艾灸基本操作

1. **溫和灸心俞**：將燃著的艾灸盒放於心俞上灸治 15 分鐘，以局部皮膚潮紅為度。

2. **溫和灸膻中**：找到膻中，用艾條溫和灸法灸治 10 分鐘，以皮膚有紅暈為度。

3. **迴旋灸神門**：用艾條迴旋灸法來回灸治神門 15 分鐘，以局部皮膚潮紅為度。

4. **迴旋灸內關**：用艾條迴旋灸法來回灸治內關 15 分鐘，以局部皮膚潮紅為度。

疏肝解鬱順心氣

現代年輕人常用鬱悶、糾結來形容心情壓抑、憂鬱和各種不良的精神狀態。抑鬱多因七情所傷，導致肝氣鬱結。而肝是人體的將軍之官，它調節血液，指揮新陳代謝，承擔著解毒和廢物排泄的任務，同時保證人體血氣通暢。研究表明：刺激人體穴位可以疏肝解鬱、養肝明目，還可以緩解肝區疼痛，起到更好的養肝、護肝效果。

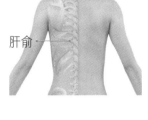

肝俞

選穴分析

內關為心包經之絡穴，對胸部、心臟部位的病症效果比較明顯，能寧心安神、和胃理氣；太衝可疏肝理氣，通調三焦，使人心平氣和；肝俞為肝之背俞穴，歷來被視為肝臟的保健要穴，能通絡利咽、疏肝理氣、益肝明目。諸穴合用，能有效疏肝解鬱。

【選穴】內關、太衝、肝俞

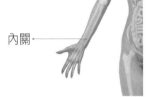

內關

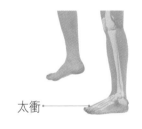

太衝

艾灸基本操作

1. **雀啄灸內關**：找到內關，用艾條雀啄灸法灸治 15 分鐘，以局部皮膚潮紅為度。

2. **雀啄灸太衝**：找到太衝，用艾條雀啄灸法灸治 15 分鐘，以局部皮膚潮紅為度。

3. **溫和灸肝俞**：將燃著的艾灸盒置於肝俞上灸治 15 分鐘，以局部皮膚潮紅為度。

宣肺理氣呼吸好

肺病是目前臨床上比較常見的疾病之一，是在外感或內傷等因素影響下，造成肺臟功能失調和病理變化的病症，當肺臟出現問題時，經常會出現咳嗽、流涕、氣喘等呼吸系統疾病的症狀。

刺激人體穴位可以滋陰潤肺、調理肺氣，預防肺部疾病。

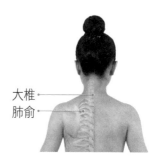

大椎
肺俞

選穴分析

膻中為治療胸悶、氣急的要穴，能活血通絡、清肺止喘；太淵是肺經之原穴，能止咳化痰、通調血脈；大椎能清熱解表、振奮陽氣；肺俞內應肺臟，是肺氣轉輸、輸注之處，能調補肺氣、補虛清熱。

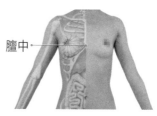

膻中

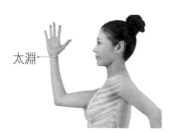

太淵

【選穴】膻中、太淵、大椎、肺俞

艾灸基本操作

1. **溫和灸膻中**：找到膻中，用艾條溫和灸法灸治10分鐘，以皮膚有紅暈為度。

2. **迴旋灸太淵**：用艾條迴旋灸法來回灸治太淵15分鐘，以局部皮膚潮紅為度。

3. **溫和灸大椎**：將燃著的艾灸盒放於大椎上灸治15分鐘，以局部皮膚潮紅為度。

4. **溫和灸肺俞**：將燃著的艾灸盒放於肺俞上灸治15分鐘，以局部皮膚潮紅為度。

補腎強腰腎氣足

從古至今，似乎補腎僅僅是男性的專利，殊不知，夜尿頻多、失眠多夢、腰腿酸軟、脫髮白髮、卵巢早衰等這些症狀在現代女性當中也是較為多見的。女性要行經、生產、哺乳，這些都是很消耗精氣神的。研究表明：刺激人體穴位可以疏通經絡，調理人體內部的精氣神，補充腎氣，「腎氣足」，則「百病除」。

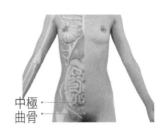

中極
曲骨

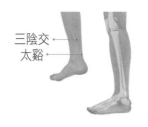

三陰交
太谿

選穴分析

中極為膀胱之募穴，能健脾益氣、益腎固精；曲骨能通利小便、補腎調經；三陰交為十總穴之一，可以治療多種兩性病症，能健脾胃、益肝腎、調經帶；太谿為腎經之原穴，猶如匯聚腎經原氣的「長江」，能壯陽強腰、滋陰益腎。諸穴合用，能有效補腎強腰。

【選穴】中極、曲骨、三陰交、太谿

艾灸基本操作

1. 溫和灸中極：將燃著的艾灸盒放於中極上灸治 10～15 分鐘，以局部有熱感為度。

2. 溫和灸曲骨：將燃著的艾灸盒放於曲骨上灸治 10～15 分鐘，以局部有熱感為度。

3. 懸灸三陰交：用艾條懸灸法灸治三陰交 10～15 分鐘，以局部皮膚潮紅為度。

4. 懸灸太谿：用艾條懸灸法灸治太谿 10～15 分鐘，以皮膚有紅暈、熱感上行為度。

調經止帶煩惱少

每個月有那麼幾天，都是女性頗為煩惱的日子。有規律、無疼痛地度過了還算好，如果碰到不按規律「辦事」的時候，的確夠女性朋友們煩的。尤其是當出現月經不調、白帶增多、有異味等症狀時，女性朋友應及時到醫院檢查身體。

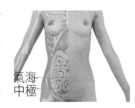

研究表明：刺激人體某些穴位可以行氣活血，有效地改善女性痛經、帶下病等病症。

選穴分析

氣海為先天元氣之海，有益氣助陽、調經固經的作用；中極為膀胱之募穴，能健脾益氣、益腎調經；血海為脾經的主要穴位之一，能調經統血、健脾化濕；三陰交為十總穴之一，可以治療多種兩性病症，能健脾胃、益肝腎、調經帶。諸穴合用，能有效調經止帶。

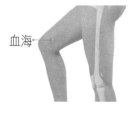

【選穴】氣海、中極、血海、三陰交

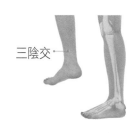

艾灸基本操作

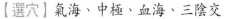

1. **溫和灸氣海**：將燃著的艾灸盒放於氣海上灸治 10～15 分鐘，以耐受為度。

2. **溫和灸中極**：將燃著的艾灸盒放於中極上灸治 10～15 分鐘，以局部皮膚出現紅暈為度。

3. **溫和灸血海**：用艾條溫和灸法灸治血海 10 分鐘，以局部皮膚潮紅為度。

4. **雀啄灸三陰交**：用艾條雀啄灸法灸治三陰交 10 分鐘，以出現循經感傳為度。

益氣養血面紅潤

　　氣血對人體最重要的作用就是滋養。氣血充足，則人面色紅潤，肌膚飽滿豐盈，毛髮潤滑有光澤，精神飽滿，感覺靈敏。若氣血不足，皮膚容易粗糙、發暗、發黃、長斑等。研究表明：刺激人體某些穴位可以疏導經絡，有利於機體內氣血的運行，可以互相輔助臟腑的功能，達到益氣養血的效果。

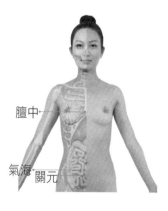

膻中
氣海
關元

選穴分析

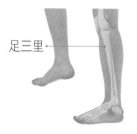

足三里

　　膻中是心包經經氣及一身宗氣聚集之處，能活血通絡、清肺止喘；氣海為先天元氣之海，能益氣助陽、調經固經；關元為元氣所藏之處，能補腎壯陽、理氣和血；足三里為胃經之合穴，極具保健價值，能生發胃氣、燥化脾濕、培補元氣。諸穴合用，能有效益氣養血。

　　【選穴】膻中、氣海、關元、足三里

艾灸基本操作

1. **雀啄灸膻中**：用艾條雀啄灸法灸治膻中 10 分鐘，以局部皮膚潮紅為度。

2. **溫和灸氣海**：將燃著的艾灸盒放於氣海上灸治 10 ～ 15 分鐘，以局部皮膚潮紅為度。

3. **溫和灸關元**：將燃著的艾灸盒放於關元上灸治 15 分鐘，以局部皮膚潮紅為度。

4. **溫和灸足三里**：用艾條溫和灸法灸治足三里 10 分鐘，以出現循經感傳為度。

延年益壽體安康

壽命長短與多種因素有關，良好的行為和生活方式對人的壽命的影響遠比基因、遺傳要大得多。心態良好，適當參加運動，堅持合理健康的飲食，都可以幫助我們延年益壽。研究表明：刺激人體某些穴位可以舒經活絡，利於氣血的運行，促進人體的新陳代謝，增強臟腑功能，達到延年益壽的目的。

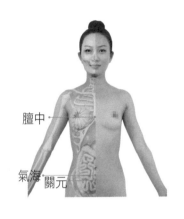

膻中

氣海 關元

選穴分析

膻中是心包經經氣及一身宗氣聚集之處，能活血通絡、清肺止喘；氣海為先天元氣之海，是防病強身要穴之一，能益氣助陽、調經固經；關元自古以

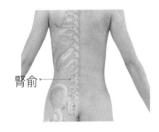

腎俞

來就是養生要穴，具有補腎壯陽、理氣和血的作用；腎俞能益腎助陽。諸穴合用，能延年益壽。

【選穴】膻中、氣海、關元、腎俞

艾灸基本操作

1.溫和灸膻中：找到膻中，用艾條溫和灸法灸治10分鐘，以局部有熱感為度。

2.溫和灸氣海：將燃著的艾灸盒放於氣海上灸治15分鐘，以局部有熱感為度。

3.溫和灸關元：將燃著的艾灸盒放於關元上灸治15分鐘，以局部有熱感為度。

4.溫和灸腎俞：將燃著的艾灸盒放於腎俞上灸治10～15分鐘，以局部有熱感為度。

十大艾灸保健穴

大椎穴——清腦寧神穴

●**準確取穴**：在後正中線上，第七頸椎棘突下凹陷處。

●**功能功效**：通陽解表、清熱解毒、疏風散寒、清腦寧神、肅肺調氣等。

●**主治病症**：感冒、氣管炎、肺炎、頭痛、濕疹、血液病、肺氣腫、哮喘、尿毒症、扁桃體炎、肩背痛、咳嗽、咽炎等。

●**艾灸療法**：患者取俯臥位，施灸者點燃艾條，對準大椎穴，距離皮膚 3～5 公分處進行施灸，使皮膚有溫熱感且感到舒適為宜，每次灸 15～20 分鐘。

命門穴——補腎壯陽穴

●**準確取穴**：位於腰部，在後正中線上，第二腰椎棘突下凹陷處。指壓時，有強烈壓痛感。

●**功能功效**：強腎固本、強腰膝固腎氣、延緩人體衰老。

●**主治病症**：陽痿、遺精、月經不調、頭疼、耳鳴、四肢冷、習慣性流產、月經不調、腰膝酸軟等。

●**艾灸療法**：患者取俯臥位，施灸者把薑切成 0.2～0.5 公分的薄片，把薑片放於命門穴上，點燃艾炷進行施灸，以皮膚潮紅為度。若患者感到疼痛，可將薑片略提起，以緩解疼痛。

關元穴——培腎固本穴

●**準確取穴**：位於下腹部，前正中線上，在臍中下 3 寸處。

●**功能功效**：健脾補虛、養肝疏泄、補腎益精、補腎固元防寒。

●**主治病症**：氣喘短氣、畏寒怕冷、遺尿、小便頻數、泄瀉、腹痛、遺精、陽痿、月經不調、帶下病、虛勞羸瘦、膀胱炎、高血壓、糖尿病。

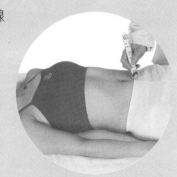

●**艾灸療法**：患者取仰臥位，施灸者將艾條點燃後放於穴位上方，距皮膚 2 ～ 3 公分處進行施灸，使患者局部皮膚有溫熱感而無灼痛為宜，每次灸 15 ～ 30 分鐘。

中脘穴——健胃奇穴

●**準確取穴**：位於上腹部，前正中線上，在臍中上 4 寸。

●**功能功效**：調胃補氣、化濕和中、降逆止嘔、健脾益胃。

●**主治病症**：腹脹、腹瀉、腹痛、腹鳴、嘔吐、吞酸、便秘、黃疸、食慾不振、目眩、耳鳴、神經衰弱、青春痘、癲狂、產後暈血、驚風、燒心、慢性肝炎、慢性胃炎等。

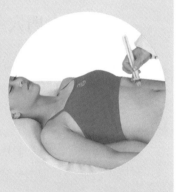

●**艾灸療法**：患者取仰臥位，施灸者將艾條點燃，對準穴位，距離皮膚約 3 公分處，用懸起法灸 15 ～ 20 分鐘，以局部皮膚溫熱出現紅暈而不感到灼燒疼痛為度。施灸過程可小幅度迴旋動作，以免皮膚溫度高而引起不適。

氣海穴——生發陽氣穴

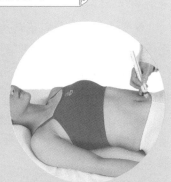

●**準確取穴：**位於下腹部前正中線上，在臍中下 1.5 寸。

●**功能功效：**升陽補氣、益腎固精。

●**主治病症：**氣虛乏力、脘腹脹滿、腸鳴腹瀉、月經不調、陽痿、早泄、下腹疼痛、遺尿、閉經、腸炎、疝氣等。

●**艾灸療法：**患者取俯臥位，施灸者將艾條點燃，對準氣海穴，距離皮膚 3～5 公分處進行施灸，以患者感覺舒適而無灼痛感為宜，每次灸 15～20 分鐘。

神闕穴——養生長壽穴

●**準確取穴：**位於腹中部，臍中央。

●**功能功效：**益氣補陽、溫腎健脾、溫通經絡、調和氣血、扶正祛邪。

●**主治病症：**胃痛、反胃、泄瀉、腹水、小便不利、失眠、夢遺、月經不調、痛經、不孕、內分泌失調、手腳冰冷。

●**艾灸療法：**

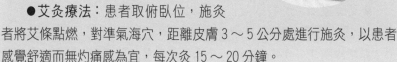

艾條溫和灸：將燃燒的艾柱直接懸在臍中上方（約 1 公分）施灸，以覺得有溫熱感而無灼痛為度，每次灸 15～30 分鐘。

艾柱隔薑灸：在薑片上穿刺數孔，覆蓋於臍上，點燃艾柱在薑片上雀啄灸，以溫熱且舒適為度，直到局部皮膚潮紅濕潤。

曲池穴——清熱解毒穴

●**準確取穴**：曲肘成直角，在肘彎橫紋外側盡頭，筋骨間凹陷處。

●**功能功效**：袪風解表、行氣活血、調和營衛、清熱利濕。

●**主治病症**：肩周炎、發熱、痢疾、牙痛、咽喉炎、高血壓、皮膚病、皮膚過敏等。

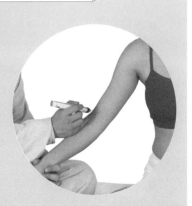

●**艾灸療法**：患者取坐位，露出穴位皮膚，施灸者點燃艾條對準穴位，距離皮膚 3～5 公分處進行灸治，至患者感到舒適、皮膚出現紅暈為度，每次灸 15～20 分鐘。

足三里穴——保健第一要穴

●**準確取穴**：位於小腿前外側，在犢鼻穴下3寸，距脛骨前緣一橫指。

●**功能功效**：此穴為保健第一要穴，能夠起到散寒袪邪、止痛、化瘀消腫、健脾補胃、補中益氣、提高機體免疫功能、防病強身、延年益壽的作用。

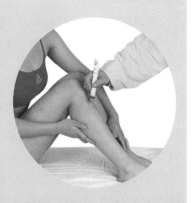

●**主治病症**：胃十二指腸球部潰瘍、急性胃炎、胃下垂、嘔吐、呃逆、暖氣、腸炎、痢疾、便秘、肝炎、膽囊炎、膽結石、糖尿病、高血壓、腎結石絞痛、腦血管病、耳聾耳鳴、支氣管哮喘等。

●**艾灸療法**：將艾條一端點燃，找到一側足三里穴，用艾條雀啄灸法灸治足三里穴 10～15 分鐘，有熱感上行即可。

湧泉穴——強身健心穴

●**準確取穴**：位於足底前部的凹陷處，第二、三趾趾縫紋頭端和足跟連線的前 1/3 處。

●**功能功效**：開竅醒神、安神定誌、耳聰目明。

●**主治病症**：昏厥、頭痛、休克、中暑、偏癱、耳鳴、陽痿、遺精、黃疸、胃痛、腰痛、視力減退、腦出血等。

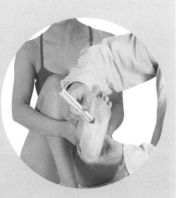

●**艾灸療法**：取一側湧泉穴，距離皮膚 3～4 公分的高度進行雀啄灸，至皮膚有紅暈和熱感為度。

三陰交穴——女性福穴

●**準確取穴**：位於小腿內側，在足內踝尖上 3 寸，脛骨內側緣後方。

●**功能功效**：行氣活血、健脾和胃，是治療婦科病的殺手。

●**主治病症**：月經不調、性冷淡、經痛、崩漏、閉經、帶下、陽痿、遺精、濕疹、蕁麻疹、黃褐斑、青春痘、皮炎、高血壓等。

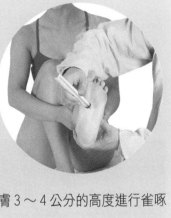

●**艾灸療法**：患者取坐位，露出穴位部位，施灸者點燃艾條對準穴位，距離皮膚 3～5 公分處進行灸治，以皮膚有溫熱感但無灼痛感為宜，每次灸治 15～20 分鐘。

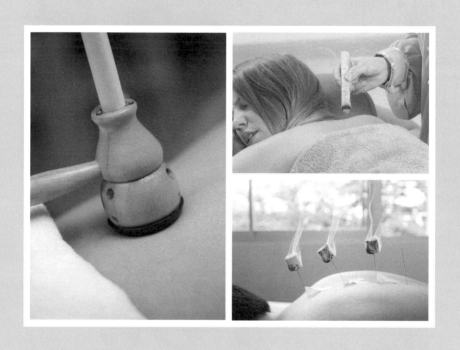

第三章

辨證施灸，
讓小病痛無所遁形

　　隨著年齡的增長，每個人或多或少都無法避免疾病的發生，身體時常會有小病小痛的情況發生。對待小病小痛，不一定要求醫問藥，『是藥三分毒』，藥物會產生很多不良反應，甚至引發某些新的疾病。自己在家動手艾灸，也可以緩解小病小痛。當然，如果病情較嚴重，那就要及時就醫。

艾灸常用穴位概覽

穴名	定位
脾俞	位於背部，當第十一胸椎棘突下，旁開 1.5 寸
胃俞	位於背部，當第十二胸椎棘突下，旁開 1.5 寸
中脘	位於上腹部，前正中線上，當臍中上 4 寸
足三里	位於小腿前外側，當犢鼻下 3 寸，距脛骨前緣一橫指（中指）
心俞	位於背部，當第五胸椎棘突下，旁開 1.5 寸
膻中	位於胸部，當前正中線上，平第四肋間，兩乳頭連線的中點
神門	位於腕部，腕掌側橫紋尺側端，尺側腕屈肌腱的橈側凹陷處
內關	位於前臂掌側，當曲澤與大陵的連線上，腕橫紋上 2 寸
肝俞	位於背部，當第九胸椎棘突下，旁開 1.5 寸
太衝	位於足背側，當第一蹠骨間隙的後方凹陷處
大椎	位於後正中線上，第七頸椎棘突下凹陷處
肺俞	位於背部，當第三胸椎棘突下，旁開 1.5 寸
太淵	位於腕掌側橫紋橈側，橈動脈搏動處
中極	位於下腹部，前正中線上，當臍中下 4 寸
曲骨	位於下腹部，當前正中線上，恥骨聯合上緣的中點處
三陰交	位於小腿內側，當足內踝尖上 3 寸，脛骨內側緣後方
太谿	位於足內側，內踝後方，當內踝尖與跟腱之間的凹陷處
氣海	位於下腹部，前正中線上，當臍中下 1.5 寸
血海	屈膝，位於大腿內側，髕底內側端上 2 寸，當股四頭肌內側頭的隆起處
腎俞	位於腰部，當第二腰椎棘突下，旁開 1.5 寸
命門	位於腰部，當後正中線上，第二腰椎棘突下凹陷處
關元	位於下腹部，前正中線上，當臍中下 3 寸
神闕	位於腹中部，臍中央
曲池	位於肘橫紋外側端，屈肘，當尺澤與肱骨外上髁連線中點

續表

穴名	定位
湧泉	位於足底二、三趾趾縫紋頭端與足跟連線的前 1/3 與後 2/3 交點上
百會	位於頭部，當前髮際正中直上 5 寸，或兩耳尖連線的中點處
風池	位於枕骨之下，與風府相平，胸鎖乳突肌與斜方肌上端之間的凹陷處
風府	位於後髮際正中直上 1 寸，枕外隆凸直下，兩側斜方肌之間凹陷處
率谷	位於頭部，當耳尖直上入髮際 1.5 寸，角孫直上方
太陽	位於顳部，當眉梢與目外眥之間，向後約一橫指的凹陷處
列缺	位於前臂橈側緣，腕橫紋上 1.5 寸當肱橈肌與拇長展肌腱之間
膈俞	位於背部，當第七胸椎棘突下，旁開 1.5 寸
頭維	位於頭側部，當額角髮際上 0.5 寸，頭正中線旁 4.5 寸
膽俞	位於背部，當第十胸椎棘突下，旁開 1.5 寸
大陵	位於腕掌橫紋的中點處，當掌長肌腱與橈側腕屈肌腱之間
梁丘	屈膝，位於大腿前面，當髂前上棘與髕底外側端的連線上，髕底上 2 寸
膝陽關	位於膝外側，當陽陵泉上 3 寸，股骨外上髁上方的凹陷處
陽陵泉	位於小腿外側，當腓骨頭前下方凹陷處
豐隆	位於小腿前外側，當外踝尖上 8 寸，條口外，距脛骨前緣二橫指（中指）
風門	位於背部，當第二胸椎棘突下，旁開 1.5 寸
合谷	位於手背，第一、二掌骨間，當第二掌骨橈側的中點處
天突	位於頸部，當前正中線上，胸骨上窩中央
尺澤	位於肘橫紋中，肱二頭肌腱橈側凹陷處
中府	位於胸前壁的外上方，雲門下 1 寸，平第一肋間隙，距前正中線 6 寸
章門	位於側腹部，當第十一肋游離端的下方
俠谿	位於足背外側，當第四、五趾間，趾蹼緣後方赤白肉際處
通里	位於前臂掌側，當尺側腕屈肌腱的橈側緣，腕橫紋上 1 寸
定喘	位於背部，當第七頸椎棘突下，旁開 0.5 寸
肩中俞	位於背部，當第七頸椎棘突下，旁開 2 寸
期門	位於胸部，當乳頭直下，第六肋間隙，前正中線旁開 4 寸

續表

穴名	定位
梁門	位於上腹部，當臍中上 4 寸，距前正中線 2 寸
公孫	位於足內側緣，當第一蹠骨基底的前下方
天樞	位於腹中部，距臍中 2 寸
大腸俞	位於腰部，當第四腰椎棘突下，旁開 1.5 寸
腰陽關	位於腰部，當後正中線上，第四腰椎棘突下方凹陷處
水分	位於上腹部，前正中線上，當臍中上 1 寸
陰陵泉	位於小腿內側，當脛骨內側髁後下方凹陷處
次髎	位於骶部，當髂後上棘內下方，適對第二骶後孔處
八髎	左右共八個穴位，分別位於第一、二、三、四骶後孔處
歸來	位於下腹部，當臍中下 4 寸，距前正中線 2 寸
水泉	位於內踝後下方，當太谿直下 1 寸（指寸），跟骨結節的內側凹陷處
隱白	位於足大趾末節內側，距趾甲角 0.1 寸（指寸）
大敦	位於足大趾末節外側，距趾甲角 0.1 寸（指寸）
天柱	位於大筋（斜方肌）外緣之後髮際凹陷處，約當後髮際正中旁開 1.3 寸
帶脈	位於章門下 1.8 寸，當第十一肋骨游離端下方垂線與臍水平線的交點上
陰交	位於下腹部，前正中線上，當臍中下 1 寸
內庭	位於足背，當二、三趾間，趾蹼緣後方赤白肉際處
子宮	位於下腹部，當臍中下 4 寸，中極旁開 3 寸
蠡溝	位於小腿內側，當足內踝尖上 5 寸，脛骨內側面的中央
肩井	位於肩上，前直乳中，當大椎與肩峰端連線的中點上
厥陰俞	位於背部，當第四胸椎棘突下，旁開 1.5 寸
照海	位於足內側，內踝尖下方凹陷處
三焦俞	位於腰部，當第一腰椎棘突下，旁開 1.5 寸
委陽	位於膕橫紋外側端，當股二頭肌腱的內側
志室	位於腰部，當第二腰椎棘突下，旁開 3 寸
腰眼	位於腰部，當第四腰椎棘突下，旁開約 3.5 寸凹陷處

續表

穴名	定位
大抒	位於背部，當第一胸椎棘突下，旁開 1.5 寸
頸百勞	位於項部，當大椎直上 2 寸，後正中線旁開 1 寸
天宗	位於肩胛部，當岡下窩中央凹陷處，與第四胸椎相平
肩髃	位於肩部，三角肌上，臂外展，或向前平伸時，當肩峰前下方凹陷處
肩髎	位於肩部，肩髃後方，當臂外展時，於肩峰後下方呈現凹陷處
後谿	位於手掌尺側，當小指本節（第五掌指關節）後的遠側掌橫紋頭赤白肉際處
陽池	位於腕背橫紋中，當指伸肌腱的尺側緣凹陷處
肩外俞	位於背部，當第一胸椎棘突下，旁開 3 寸
懸鐘	位於小腿外側，當外踝尖上 3 寸，腓骨前緣
委中	位於膕橫紋中點，當股二頭肌腱與半腱肌肌腱的中間
膝眼	屈膝，位於髕韌帶兩側凹陷處，在內側的稱內膝眼，在外側的稱外膝眼
承山	位於小腿後面，當伸直小腿或足跟上提時腓腸肌肌腹下出現尖角凹陷處
殷門	位於大腿後面，當承扶與委中的連線上，承扶下 6 寸
迎香	位於鼻翼外緣中點旁，當鼻唇溝中
上星	位於頭部，當前髮際正中直上 1 寸
翳風	位於耳垂後方，當乳突與下頜角之間的凹陷處
顴髎	位於面部，當目外眥直下，顴骨下緣凹陷處
地倉	位於面部，口角外側，上直瞳孔
耳門	位於面部，當耳屏上切跡的前方，下頜骨髁突後緣，張口有凹陷處
頰車	位於面頰部，下頜角前上方約一橫指（中指）
行間	位於足背側，當第一、二趾間，趾蹼緣的後方赤白肉際處
四白	位於面部，瞳孔直下，當眶下孔凹陷處
聽宮	位於面部，耳屏前，下頜骨髁狀突的後方，張口時呈凹陷處
下關	位於面部耳前方，當顴弓與下頜切跡所形成的凹陷處
魚腰	位於額部，瞳孔直上，眉毛中
承泣	位於面部，瞳孔直下，當眼球與眶下緣之間

亞健康病症

頭　痛

　　周女士上週報了個旅遊團，當旅遊團進山時，她才發現自己的外套落在酒店了，後來幾個小時的遊玩過程中，周女士渾身都在起雞皮疙瘩。旅遊回來後，周女士就感冒了，不光鼻塞、流涕、咳嗽，頭痛得就像要裂開似的，頭痛還連著頸項後背，後背發緊。

什麼是頭痛

　　頭痛是臨床常見的病證。痛感有輕有重，疼痛時間有長有短，形式也多種多樣。常見的症狀有脹痛、悶痛、撕裂樣痛、針刺樣痛，部分伴有血管搏動感及頭部緊箍感，以及發熱、噁心、嘔吐、頭暈、納呆、肢體困重等症狀。

頭痛的成因

　　中醫學認為頭痛係由風寒之邪侵襲人體所致。風為陽邪，其性開泄，易襲陽位，所謂「傷於風者，上先受之」。這類患者常有明顯的感受風寒的病史。

　　風寒頭痛多發於吹風受寒之後，大致涉及因感受風寒引起發作的偏頭痛、群集性頭痛、肌緊張性頭痛、頭部神經痛。

依症狀探疾病
外感風寒型：吹風受寒易誘發，有時痛連項背，惡風寒，喜裹頭，口不渴。
氣血虧虛型：發病緩慢，頭痛昏重，頭暈，心悸不寧，神疲乏力，面色蒼白。

選　穴

主穴：太陽、率谷、風池、天柱

配穴：列缺、風府、百會、足三里

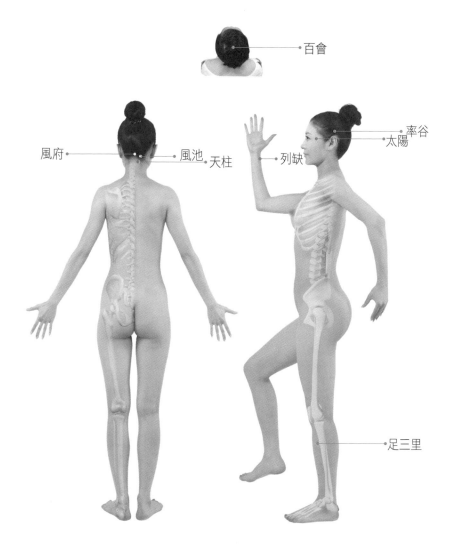

艾灸基本步驟

1. **迴旋灸太陽**：找到太陽，用艾條迴旋灸法灸治 15 分鐘，以局部皮膚潮紅為度。

2. **迴旋灸率谷**：找到率谷，用艾條迴旋灸法灸治 15 分鐘，以局部皮膚潮紅為度。

3. **迴旋灸風池**：用艾條迴旋灸法灸治風池 15 分鐘，以局部有熱感為度。

4. **迴旋灸天柱**：用艾條迴旋灸法灸治天柱 15 分鐘，以局部有熱感為度。

臨證加減：外感風寒者

1. 溫和灸列缺：

用艾條溫和灸法灸治列缺 15 分鐘，以局部皮膚潮紅為度。

2. 溫和灸風府：

用艾條溫和灸法灸治風府 15 分鐘，以局部有熱感為度。

臨證加減：氣血虧虛者

1. 溫和灸百會：

用艾條溫和灸法灸治百會 15 分鐘，以局部有熱感為度。

2. 溫和灸足三里：

用艾條溫和灸法灸治足三里 15 分鐘，以局部皮膚潮紅為度。

大 師 有 話 說

　　頭痛其實很好治，敲敲膽經就可以。生活中，很多人有過這樣的經歷：突然莫名其妙地出現偏頭痛，發作起來很痛苦，可以侷限在某一點，也可以是半個頭，疼得厲害的時候甚至想用頭去撞牆，吃藥也不怎麼管事。對於偏頭痛我們可以常常敲膽經，足少陽膽經走在人體頭部的側面，正好經過偏頭痛位置，所以敲膽經可使膽經經絡通暢，氣血調和。

眩　暈

　　何女士有高血壓和眩暈病史多年，數月一發或一月數發不等，一旦發作則頭暈眼花，感覺天旋地轉，並且還會出現耳鳴，如同耳旁有成千上萬的蟬在叫，讓人煩躁不已，只有仰臥在床閉目休息才有所改善，但是只要稍微換一下體位，眩暈感則會加重，並且還會伴有噁心嘔吐。

什麼是眩暈

　　眩暈是以頭暈、眼花為主要臨床表現的一類病症。眩即眼花，暈是頭暈，兩者常同時並見，故統稱為「眩暈」。

　　輕者閉目可止，重者如坐車船，旋轉不定，不能站立，或伴有噁心、嘔吐、汗出、面色蒼白等症狀。

眩暈的成因

　　本病病位在清竅，由氣血虧虛、腎精不足致腦髓空虛，清竅失養，或肝陽上亢、痰火上逆、瘀血阻竅而擾動清竅發生眩暈，與肝、脾、腎三臟關係密切。

依症狀探疾病

瘀血阻竅型：眩暈頭痛，兼見健忘、失眠、心悸、精神不振、耳鳴耳聾、面唇紫暗。

氣血虧虛型：頭暈目眩，動則加劇，遇勞則發，面色㿠白，爪甲不榮，神疲乏力，心悸少寐，納差食少，便溏。

選穴

主穴：百會、風池、神闕、足三里

配穴：大椎、膈俞、脾俞、血海

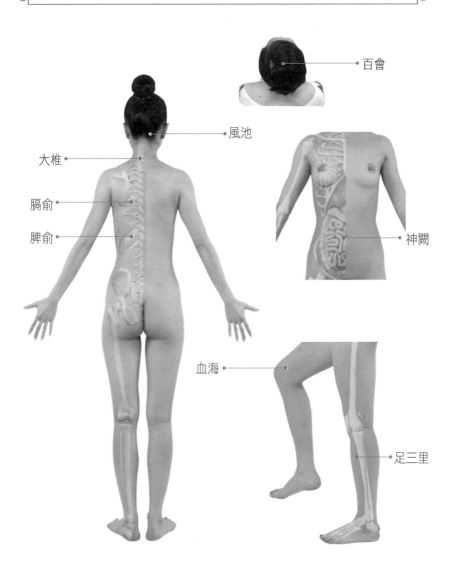

艾灸基本步驟

1. **懸灸百會：**用艾條懸灸法灸治百會 15 分鐘，以局部有熱感為度。

2. **迴旋灸風池：**用艾條迴旋灸法來回灸治風池 15 分鐘，以局部皮膚潮紅為度。

3. **溫和灸神闕：**將燃著的艾灸盒放於神闕上灸治 15 分鐘，以局部皮膚潮紅為度。

4. **懸灸足三里：**用艾條懸灸法灸治足三里 15 分鐘，以出現循經感傳為度。

臨證加減：瘀血阻竅者

1. 溫和灸大椎：

將燃著的艾灸盒置於大椎上灸治 15 分鐘，以局部皮膚潮紅為度。

2. 溫和灸膈俞：

將燃著的艾灸盒置於膈俞上灸治 15 分鐘，以局部皮膚潮紅為度。

臨證加減：氣血虧虛者

1. 溫和灸脾俞：

將燃著的艾灸盒置於脾俞上灸治 15 分鐘，以局部皮膚潮紅為度。

2. 溫和灸血海：

用艾條溫和灸法灸治血海 15 分鐘，以出現循經感傳為度。

大師有話說

　　患者應正確對待自己的疾病，長期憂愁、緊張的心理更易加重植物神經功能的失調，從而加重患者的病情。

　　平日裏患者應保持樂觀的情緒和舒坦的心情，並適當參加文娛活動，多與親朋好友及同事交往，以消除自己的緊張心理。

偏頭痛

劉小姐每天長時間在電腦前工作，忙碌時頭腦活躍，精力充沛，一旦忙碌完鬆懈下來時就覺得頭頸部有酸痛感，時間一長這種感覺越來越嚴重。當時未做治療，只是自我做了按摩，緩解疼痛。直到去年，情況加重，左側頭痛時甚劇，不能起床，痛處固定不移。

什麼是偏頭痛

偏頭痛是臨床最常見的原發性頭痛類型，是一種常見的慢性神經血管性疾患，臨床以發作性中重度搏動樣頭痛為主要表現，頭痛多為偏側，可伴有噁心、嘔吐等症狀。

偏頭痛的成因

偏頭痛的發病原因多是在感受外邪、情志內傷、飲食不節，久病致瘀的基礎上造成肝、脾、腎等臟腑功能失調，風襲腦絡、痰濁阻滯、瘀血阻絡所引起。

 選 穴　百會、頭維、率谷、風池

選 穴 分 析

百會居巔頂，聯繫腦部，是調節大腦功能的要穴，能熄風醒腦、升陽固脫；頭維常為治療濕邪內浸的頭部腧穴，能鎮驚安神、通絡止痛；率谷能疏風活絡、鎮驚止痛；風池能夠提神醒腦，治療大部分風病，對外感風寒、內外風邪引發的偏頭痛均有治療效果。諸穴合用，能有效緩解偏頭痛。

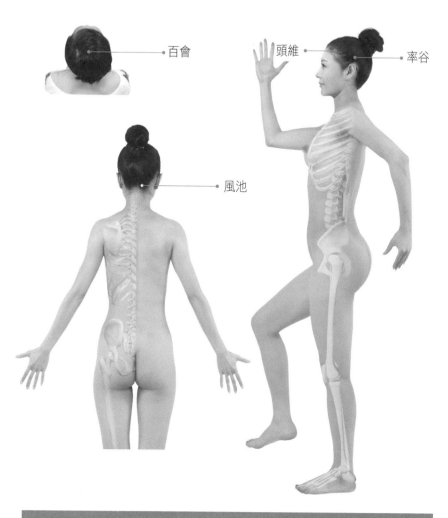

百會

頭維

率谷

風池

艾灸基本步驟

1. **迴旋灸百會**：用艾條迴旋灸法來回灸治百會 15 分鐘，以局部有熱感為度。

2. **迴旋灸頭維**：用艾條迴旋灸法來回灸治頭維 15 分鐘，以局部有熱感為度。

3. **迴旋灸率谷**：用艾條迴旋灸法來回灸治率谷 15 分鐘，以局部皮膚潮紅為度。

4. **迴旋灸風池**：用艾條迴旋灸法來回灸治風池 15 分鐘，以局部皮膚出現紅暈為度。

失眠

白女士長期被失眠所困擾，導致總是無精打采，無論幹什麼事都力不從心。兩年前無明顯誘因下出現失眠，主要表現為入睡困難，入睡需 1～2 小時，甚至整夜睡不著，晚上睡覺多夢、易醒，醒後需較長時間方能入睡，晚上睡眠時長 4～5 小時，日間乏力，心煩急躁，情緒控制尚可。平日常出現口乾口苦，早晨起來更明顯，偶爾出現眼睛酸脹乾澀，容易勞累。每次晨起感覺腦袋沉沉的，黑眼圈、眼袋也非常明顯。

什麼是失眠

失眠是以經常不能獲得正常睡眠為特徵的一類病症。主要表現為睡眠時間、深度的不足以及不能消除疲勞、恢復體力與精力，輕者入睡困難，或寐而不酣，時寐時醒，或醒後不能再寐，重則徹夜不寐。

失眠的成因

失眠的病因雖多，但以情志、飲食或氣血虧虛等內傷病因居多，由這些病因引起心、肝、膽、脾、胃、腎的氣血失和，陰陽失調，其基本病機以心血虛、膽虛、脾虛、腎陰虧虛進而導致心失所養及由心火偏亢、肝鬱、痰熱、胃失和降進而導致心神不安兩方面為主。

依症狀探疾病

心脾兩虛型：多夢易醒，心悸健忘，神疲食少，頭暈目眩，伴有四肢倦怠、面色少華。

心膽氣虛型：心煩不寐，多夢易醒，膽怯心悸，伴有氣短自汗、倦怠乏力。

選穴

主穴：百會、肝俞、膽俞、脾俞

配穴：心俞、足三里、膻中、神門

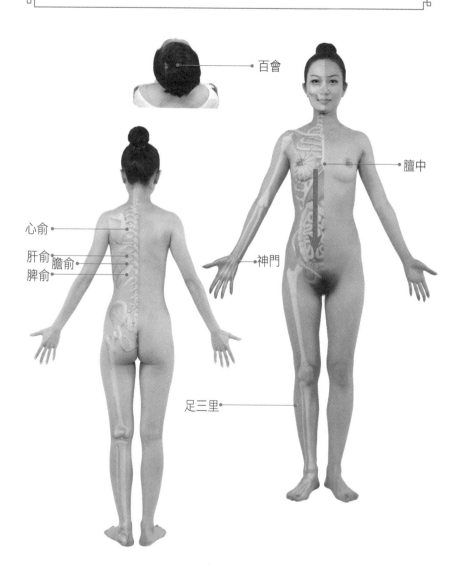

百會

膻中

心俞

肝俞
膽俞
脾俞

神門

足三里

艾灸基本步驟

1. **迴旋灸百會**：找到百會，用迴旋灸法灸治 15 分鐘，以局部有熱感為度。

2. **溫和灸肝俞**：將燃著的艾灸盒放於肝俞上灸治 15 分鐘，以局部皮膚潮紅為度。

3. **溫和灸膽俞**：將燃著的艾灸盒放於膽俞上灸治 15 分鐘，以局部皮膚潮紅為度。

4. **溫和灸脾俞**：將燃著的艾灸盒放於脾俞上灸治 15 分鐘，以局部皮膚潮紅為度。

臨證加減：心脾兩虛者

1. **溫和灸心俞**：將燃著的艾灸盒放於心俞上灸治 15 分鐘，以局部皮膚出現紅暈為度。

2. **溫和灸足三里**：用艾條溫和灸法灸治足三里 15 分鐘，以局部皮膚有紅暈為度。

臨證加減：心膽氣虛者

1. **溫和灸膻中**：
用艾條溫和灸法灸治膻中 15 分鐘，以局部有熱感為度。

2. **溫和灸神門**：
用艾條溫和灸法灸治神門 15 分鐘，以局部有熱感為度。

大師有話說

　　胃腸不適所致的失眠，可參考後文消化道問題的灸治方法，解決失眠的根本原因。養成良好的生活習慣，如按時睡覺，不熬夜，睡前不飲濃茶、不喝咖啡、不抽菸，保持心情愉快，加強鍛鍊等，對失眠的防治有重要作用。

心律失常

老楊五十出頭，近來他總覺得心臟跳動得跟平常不一樣，時快時慢，偶爾還會出現停跳現象，好在只是短暫性的。

老楊擔心自己的心臟出了什麼毛病，就到醫院做了個全面體檢，心電圖顯示心律不整。

老楊對醫生說，他有時還會咳吐少量涎沫，晚上睡覺不踏實，醒來時發現後背和枕巾都被汗浸濕了。

什麼是心律失常

心律失常在中醫裏屬於「心悸」的範疇，發生時，患者自覺心跳快而強，並伴有胸痛、胸悶、喘息、頭暈和失眠等症狀。

心律失常的成因

本病主要病因有外感六淫、內傷七情、飲食不節、吸菸過度、多嗜烈酒，或某些藥物中毒、電解質紊亂等。以上諸因可導致心臟受損或功能失調，引起心律失常。

依症狀探疾病

心虛膽怯型：心悸不寧，善驚易恐，坐臥不安，少寐多夢而易驚醒，食少納呆，惡聞聲響。

心脾兩虛型：心悸氣短，頭暈目眩，少寐多夢，健忘，面色無華，神疲乏力，食少納呆，腹脹便溏。

選 穴

主穴：內關、公孫、心俞

配穴：太淵、膽俞、脾俞、神門

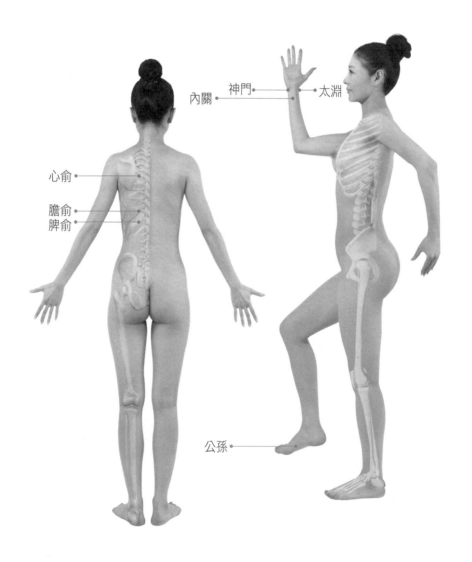

內關　神門　太淵

心俞

膽俞
脾俞

公孫

艾灸基本步驟

1. **懸灸內關**：用懸灸法灸治內關 15 分鐘，以局部皮膚潮紅為度。

2. **懸灸公孫**：用懸灸法灸治公孫 15 分鐘，以局部皮膚潮紅為度。

3. **溫和灸心俞**：點燃艾灸盒置於心俞上，灸治 15 分鐘，以局部皮膚出現紅暈為度。

臨證加減：心虛膽怯者

1. 溫和灸太淵：

用艾條溫和灸法灸治太淵 15 分鐘，以局部有熱感為度。

2. 溫和灸膽俞：

點燃艾灸盒置於膽俞上，灸治 15 分鐘，以局部皮膚出現紅暈為度。

臨證加減：心脾兩虛者

1. 溫和灸脾俞：

點燃艾灸盒置於脾俞上，灸治 15 分鐘，以局部皮膚出現紅暈為度。

2. 溫和灸神門：

用艾條溫和灸法灸治神門 15 分鐘，以局部有熱感為度。

大師有話說

　　心律失常的患者平時要注意氣候的變化，避免風、寒、濕、熱等外邪侵襲。心律失常多因情志刺激和受驚恐而誘發，故精神調攝是十分必要的。生活作息要有規律，少熬夜，不要過度勞累，適當做些輕鬆的家務活。飲食要有節制，少吃高油、高鹽、高脂類食物。少喝濃茶、咖啡等影響睡眠的飲料。

低血壓

　　長期的節食讓袁女士看上去很瘦小，氣色不好，精神欠佳。一年以前的她體重還屬於正常，但是她總覺得自己胖，為了增強自信心，她開始瘋狂地節食減肥。兩個月後，她如願地瘦到了她的期望值。為了保持身材，她選擇繼續節食，就這樣持續了一年的時間，她漸漸出現了頭暈眼花、全身疲憊的症狀，上班總感覺昏昏沉沉的，工作效率也大大降低了。

什麼是低血壓

　　低血壓指血壓降低引起的一系列症狀，部分人群無明顯症狀，病情輕微者可出現頭暈、疲勞、臉色蒼白等症狀，嚴重者會出現直立性眩暈、四肢冰涼、心律失常等症狀。

　　西醫診斷低血壓的標準為：血壓值小於 90/60 毫米汞柱。

低血壓的成因

　　中醫學認為，低血壓主要以氣虛為基本病機，臨床表現多以虛證為主，原因多為勞逸失調、思慮過度、飲食不節或稟賦不足，心脾損傷，致中焦虧虛，心脈乏力，氣血不充，清陽不升，腦絡失養所致。

選 穴 分 析

　　氣海能疏通氣血、調和陰陽、提升陽氣；膈俞可活血通脈、養血升壓；足三里能生發胃氣、燥化脾濕。諸穴合用，有回陽升壓之功，可以很好地緩解低血壓，改善其引起的頭暈、頭痛。

選穴

氣海、膈俞、足三里

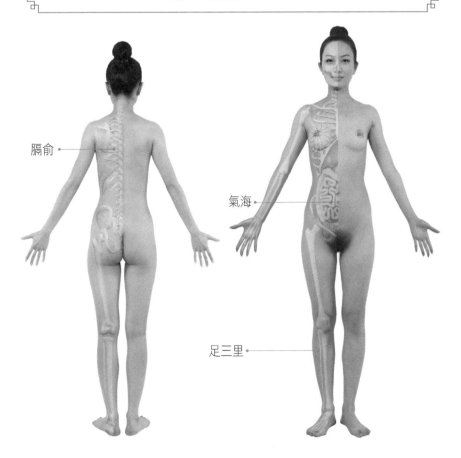

膈俞

氣海

足三里

艾灸基本步驟

1. **溫和灸氣海**：點燃艾灸盒置於氣海上，灸治 15 分鐘，以局部皮膚出現紅暈為度。

2. **懸灸足三里**：用懸灸法灸治足三里 15 分鐘。

3. **溫和灸膈俞**：點燃艾灸盒置於膈俞上，灸治 15 分鐘，以局部皮膚出現紅暈為度。

胸　悶

　　楊同學最近有個煩惱，就是打球的時候總有胸悶的感覺，情況比較輕的時候覺得呼吸有點費力，但是一會就好了，沒有影響到正常的生活，但是有幾次，出現胸悶時感到非常難受，感覺身上有千斤重，呼吸十分困難，有窒息感。

什麼是胸悶

　　胸悶是一種自覺胸部悶脹及呼吸不暢的主觀感覺，輕者無不適，重者覺得難受，似乎被石頭壓住胸膛，甚至感覺呼吸困難，可伴隨其他症狀，如胸痛、壓迫感、心悸、喘、灼熱感、吐酸水、冒冷汗、噁心、嘔吐等。

胸悶的成因

　　胸悶主要與脾、胃、肺、肝等臟腑功能失調有關。由於寒暖失宜，憂思鬱怒，濕濁痰飲瘀阻，外傷以及飲食不節等多種因素，而使脾胃失其升降，肝失疏泄，肺失宣降所致。

選　穴　分　析

　　胸悶為主觀感覺，中醫歸為心與神志，灸治心經和心包經的穴位神門、大陵、內關，能有效舒暢心胸氣機，緩解悶脹疼痛，內關還對神經官能性的病證有很好的效果；灸治上腹部的中脘，能很好地調暢胸腹氣機，緩解腹脹、橫膈膜上移導致的胸悶。諸穴合用，能寬胸理氣，緩解胸悶。

選穴

神門、大陵、內關、中脘

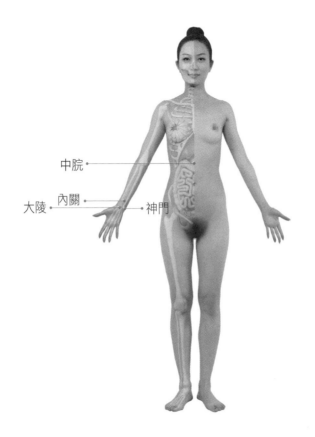

中脘

大陵　內關

神門

艾灸基本步驟

1. **迴旋灸神門**：用艾條迴旋灸法灸治神門 15 分鐘，以出現循經感傳為佳。

2. **迴旋灸大陵**：用艾條迴旋灸法灸治大陵 15 分鐘，以局部皮膚潮紅為度。

3. **迴旋灸內關**：用艾條迴旋灸法灸治內關 15 分鐘，以局部皮膚出現紅暈為佳。

4. **溫和灸中脘**：找到中脘，將燃著的艾灸盒放於穴位處灸治 15 分鐘，以局部皮膚潮紅為度。

神經衰弱

李女士和丈夫共同經營一家速食餐廳。由於前段時間經營的速食餐廳出了一點狀況，李女士總感覺有心無力，晚上睡不著，白天一到店裏就昏昏欲睡，提不起精神，脾氣也比之前火爆了不少，稍有不如意就生氣，感覺好像提早進入了更年期，偶爾還會出現頭暈、頭痛等現象，並且沒有什麼胃口。

什麼是神經衰弱

神經衰弱是指大腦由於長期情緒緊張及精神壓力，從而使精神活動能力減弱的功能障礙性病證，其主要特徵是易興奮，易疲勞，記憶力減退等，伴有各種軀體不適症狀，本病如處理不當可遷延達數年。

神經衰弱的成因

本病的發病原因，多由七情內傷，尤其與長期精神抑鬱、思慮過度、精神緊張關係最為密切。由於情志內傷，往往導致臟腑氣血陰陽失調，從而出現一系列臨床症狀。

選 穴 分 析

神經衰弱多伴隨頭痛、失眠、煩躁等腦疲勞症狀，灸治百會，能有效改善腦部血液循環，緩解腦疲勞症狀；灸治神門、內關，能舒緩緊繃的自主神經，安定情緒，幫助睡眠；灸治三陰交，能疏肝解鬱、健脾開胃、榮養心神。諸穴合用，能緩解神經衰弱。

選穴

百會、神門、內關、三陰交

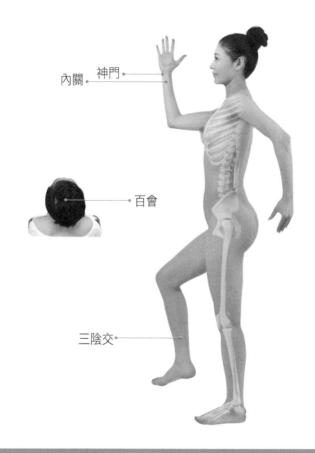

內關　神門

百會

三陰交

艾灸基本步驟

1. **懸灸百會**：用艾條懸灸法灸治百會 15 分鐘，以局部有熱感為度。

2. **迴旋灸神門**：用艾條迴旋灸法灸治神門 15 分鐘，以局部皮膚潮紅為度。

3. **迴旋灸內關**：用艾條迴旋灸法灸治內關 15 分鐘，以局部皮膚潮紅為度。

4. **迴旋灸三陰交**：用艾條迴旋灸法灸治三陰交 15 分鐘，以局部皮膚出現紅暈為度。

疲勞綜合徵

　　張先生從事快遞行業已經 8 年，隨著網上購物越來越蓬勃，快遞行業也越來越景氣，雖然累了點，但是多勞多得，張先生對此樂此不疲，尤其到了節假日，常常是早上 6 點鐘起床，忙到半夜兩三點才停歇。日積月累，張先生發現自己四肢肌肉酸痛，注意力無法集中，影響到平時的工作。

什麼是疲勞綜合徵

　　疲勞綜合徵即慢性疲勞綜合徵，通常患者心理方面的異常表現要比身體方面的症狀出現得早，實際上疲勞感多源於體內的各種功能失調，典型表現為：短期記憶力減退或注意力不集中、咽痛、肌肉酸痛、無紅腫的關節疼痛、頭痛、睡眠後精力不能恢復、體力或腦力勞動後身體感覺不適。符合其中四項即可診斷為疲勞綜合徵。

疲勞綜合徵的成因

　　從中醫的角度來講，臟腑五勞是導致疲勞的重要原因。臟腑功能失常，機體氣血陰陽正氣不足，容易導致氣滯、血瘀、痰阻等病理產物的堆積。

選 穴 分 析

　　疲勞綜合徵既有腦疲勞，又有體疲勞，灸治百會，能改善腦血管血液循環，減輕神經精神症狀，緩解腦疲勞，使人頭清目明；灸治足三里、脾俞、腎俞，能健脾胃、補陽氣、旺氣血、強體質，使身體充滿活力，減少疲乏感。諸穴合用，能緩解疲勞綜合徵。

選穴

百會、脾俞、腎俞、足三里

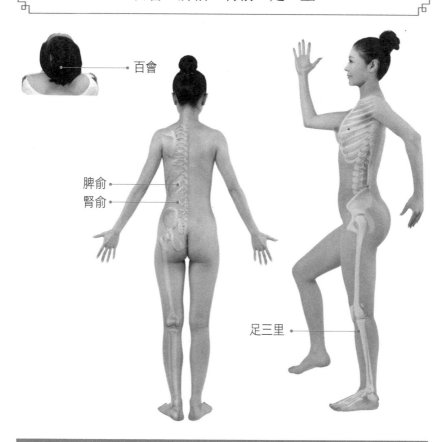

百會

脾俞
腎俞

足三里

艾灸基本步驟

1. **懸灸百會**：找到百會，用艾條懸灸法灸治 15 分鐘，以局部有熱感為度。

2. **溫和灸脾俞**：將燃著的艾灸盒放於脾俞上，灸治 15 分鐘，以局部皮膚潮紅為度。

3. **溫和灸腎俞**：將燃著的艾灸盒放於腎俞上，灸治 15 分鐘，以局部皮膚潮紅為度。

4. **懸灸足三里**：用艾條懸灸法灸治足三里 15 分鐘，以出現循經感傳為度。

空調病

　　袁同學是校籃球隊的一員，每天早上都要訓練，足足 2 個小時的訓練總是讓袁同學大汗淋漓，尤其是到了夏季，汗水流得更甚。每天早上訓練完，袁同學就這樣大汗淋漓地跑進了冷氣十足的教室上課，長期以往，經常出現鼻塞、打噴嚏、乏力、手腳冰涼等症狀。

什麼是空調病

　　空調病又稱「空調綜合徵」，指長時間在空調環境下工作學習的人，因空氣不流通，環境不佳，出現鼻塞、頭昏、打噴嚏、乏力、記憶力減退等症狀，一般表現為疲乏無力、四肢肌肉關節酸痛、頭痛、腰痛，嚴重者可引起口眼歪斜。

空調病的成因

　　中醫學認為，空調病的病因主要有三個：風寒襲表、暑濕內閉、燥邪犯表。機體受風寒之邪時，會出現腠理收縮，汗孔緊閉，筋脈牽引拘急等症；機體外感於寒而將暑濕內閉，濕邪又易阻滯中焦，則會導致脾胃功能受損等一系列症狀；燥邪犯表，則會導致肺部病變。

選 穴 分 析

　　在空調環境中，各關節、頭頸裸露部位、背部和呼吸道易受風寒侵襲。下肢活動少，膝關節更易受寒疼痛。選取膝關節附近穴位，如梁丘、膝陽關、陽陵泉、足三里灸治，艾灸的熱力、藥效與經穴的作用，能有效緩解腰膝關節不適，有利於疏通經絡、祛風散寒、強身健體。

選穴

梁丘、膝陽關、陽陵泉、足三里

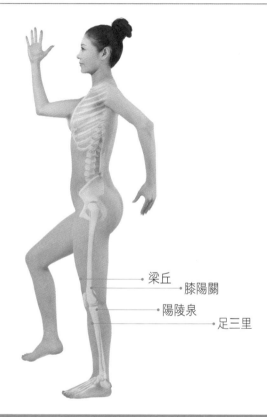

- 梁丘
- 膝陽關
- 陽陵泉
- 足三里

艾灸基本步驟

1. **迴旋灸梁丘**：用艾條迴旋灸法灸治梁丘 15 分鐘，以局部皮膚出現紅暈為度。

2. **迴旋灸膝陽關**：用艾條迴旋灸法灸治膝陽關 15 分鐘，以局部皮膚出現紅暈為度。

3. **迴旋灸陽陵泉**：用艾條迴旋灸法灸治陽陵泉 15 分鐘，以局部皮膚出現紅暈為度。

4. **迴旋灸足三里**：用艾條迴旋灸法灸治足三里 15 分鐘，以局部皮膚出現紅暈為度。

肥胖症

張同學從青春期開始，身體像吹氣球一樣開始膨脹，體重也隨之增加，常常一活動就感到心慌氣短，嚴重時還會出現頭暈、頭痛和血壓增高等現象。

什麼是肥胖症

肥胖是指一定程度的明顯超重與脂肪層過厚，是體內脂肪尤其是甘油三酯積聚過多而導致的一種狀態。

肥胖嚴重者容易引起血壓高、心血管病、肝臟病變、腫瘤、睡眠呼吸暫停等一系列的問題。

本症狀是由於攝入食物過多或機體代謝改變而導致體內脂肪積聚過多，造成體重過度增長。

肥胖症的成因

中醫學認為，肥胖與飲食不節、脾胃失調、痰濕壅滯、先天稟賦不足等因素相關，人體正氣虧虛，不能運化水穀精微，導致濕熱痰瘀壅塞。

選 穴 分 析

肥胖者脂肪囤積的部位主要集中在腹部和腿，著重灸治這兩個部位的經穴，能溫通經絡，加快局部瘦身。灸治肚臍關，能加快新陳代謝，促進人體熱量的消耗，燃燒脂肪；灸治足三里、豐隆、三陰交，能健脾胃、化痰濕、通經絡，改善體形肥胖、血液黏稠引起的不適症狀。

選穴

神闕、足三里、豐隆、三陰交

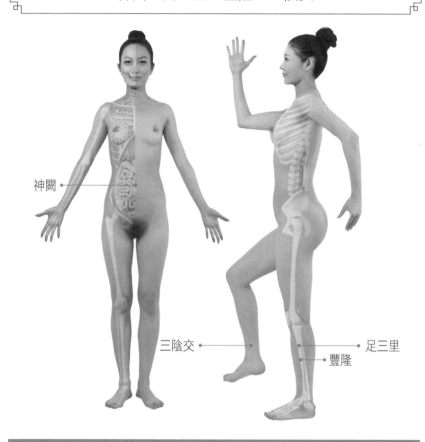

神闕

三陰交　　　　　　　　　豐隆　　足三里

艾灸基本步驟

1. **溫和灸神闕**：將燃著的艾灸盒放於神闕上灸治 15 分鐘，以患者感覺局部皮膚潮紅而不灼燙為度。

2. **迴旋灸足三里**：用艾條迴旋灸法來回灸治足三里 15 分鐘，以局部皮膚潮紅為度。

3. **迴旋灸豐隆**：用艾條迴旋灸法來回灸治豐隆 15 分鐘，以局部皮膚潮紅為度。

4. **溫和灸三陰交**：用艾條溫和灸法灸治三陰交 15 分鐘，以局部皮膚潮紅為度。

感 冒

　　李同學平常特別喜歡打籃球，只要一有時間，就會去打籃球，同學們都說他不是在打籃球就是在去打籃球的路上。某次，李同學打完籃球、渾身是汗地直接進了教室，一邊吹著空調，一邊吃著冷飲。之後回寢室休息，醒來後開始出現鼻塞、流涕、咳嗽、頭痛等症狀，並伴有肢體酸痛，連飯都吃不下了。

什麼是感冒

　　感冒為常見多發病，其發病之廣，個體重複發病率之高，是其他任何疾病都無法與之相比的。一年四季均可發病，以冬、春季為多。輕型感冒雖可不藥而癒，重症感冒卻能影響工作和生活。

感冒的成因

　　風寒感冒是風寒之邪外襲、肺氣失宣所致，其起因通常是勞累，再加上吹風或受涼。風寒感冒通常秋、冬季發生比較多。風熱感冒多由氣候突變，寒暖失調，風熱之邪乘機侵入人體，襲肺犯衛，衛陽鬱遏，營衛失和，正邪相爭，而見表衛之證。風熱感冒，每在春季易於罹患，是其時令之特點。

依症狀探疾病

風寒侵襲型：惡寒重，發熱輕，無汗，頭痛，肢節酸疼，鼻塞聲重，時流清涕，喉癢，咳嗽，痰吐稀薄色白。

體虛氣弱型：年老或體質素虛，或病後、產後體弱，氣虛陰虧，衛外不固，容易反覆感冒，或感冒後纏綿不癒。

選穴

主穴：風池、風府、合谷、列缺

配穴：風門、肺俞、大椎、足三里

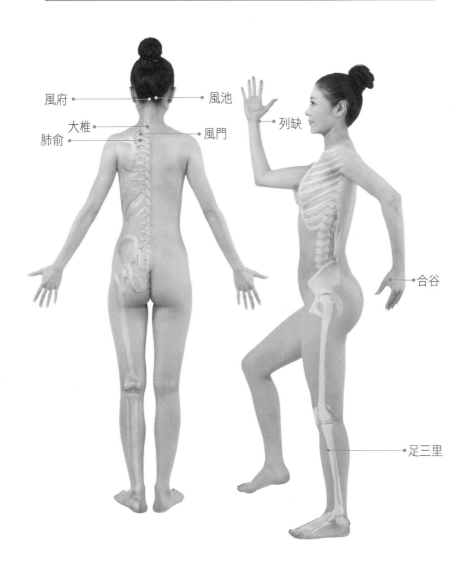

風府　　　　　　風池

大椎　　　　　　風門
肺俞

列缺

合谷

足三里

艾灸基本步驟

1. **迴旋灸風池**：用艾條迴旋灸法來回灸治風池 15 分鐘，以皮膚有溫熱感為宜。

2. **迴旋灸風府**：用艾條迴旋灸法來回灸治風府 15 分鐘，以皮膚有溫熱感為宜。

3. **溫和灸合谷**：用艾條溫和灸法灸治合谷 15 分鐘，以局部皮膚潮紅為度。

4. **溫和灸列缺**：用艾條溫和灸法灸治列缺 15 分鐘，以局部皮膚潮紅為度。

臨證加減：風寒侵襲者

1. 溫和灸風門：

將燃著的艾灸盒置於風門上灸治 15 分鐘，以局部有熱感為度。

2. 溫和灸肺俞：

將燃著的艾灸盒置於肺俞上灸治 15 分鐘，以局部有熱感為度。

臨證加減：體虛氣弱者

1. 溫和灸大椎：

將燃著的艾灸盒置於大椎上灸治 15 分鐘，以局部皮膚潮紅為度。

2. 溫和灸足三里：

用艾條溫和灸法灸治足三里 15 分鐘，以出現循經感傳為度。

大師有話說

　　風熱感冒、時行感冒不適宜艾灸。感冒初起應及時施灸，灸至身熱汗微出為妙。應多飲開水，宜食清淡，注意休息。

　　風寒感冒者，可煮薑糖水熱飲發汗；風熱感冒者，可服銀翹散；暑濕感冒者，可服用藿香正氣水解表和中；時行感冒者，可服板藍根顆粒等清熱解毒藥；體虛易感冒者，平時要注意飲食調養，並結合運動鍛鍊，以增強身體抵抗力。

咳　嗽

　　一遇天氣突然降溫，很多人都扛不住了，接二連三地開始咳嗽，辦公室裏頓時咳嗽聲一片。張女士也是咳嗽大軍中的一員，頻繁咳嗽，喉嚨癢得厲害，咳得一聲比一聲重，並且咳嗽的聲音比較重，咳出的痰較稀薄，痰的顏色是白色的。有時候鼻塞不通，偶爾流清涕。肢體感覺酸痛，怕冷，或見發熱，無汗。

什麼是咳嗽

　　咳嗽是呼吸系統疾病的主要症狀，是指外感或內傷等因素，導致肺失宣肅，肺氣上逆，衝擊氣道，發出咳聲或伴咯痰為臨床特徵的一種病症。歷代將有聲無痰稱為「咳」，有痰無聲稱為「嗽」，有痰有聲謂之「咳嗽」。臨床上多為痰聲並見，很難截然分開，故以「咳嗽」並稱。

咳嗽的成因

　　中醫學認為，咳嗽的病因有兩種，一是外感六淫之邪，二是臟腑之病氣，兩者均可引起肺氣不清失於宣肅，迫氣上逆而作咳。

依症狀探疾病

風寒襲肺型：咳聲重濁，氣急，喉癢，咯痰稀薄色白，常伴鼻塞、流清涕、頭痛、肢體酸楚、惡寒發熱、無汗。

痰濕蘊肺型：咳嗽反覆發作，尤以晨起咳甚，咳聲重濁，痰多，痰黏膩或稠厚成塊，色白或帶灰色，胸悶氣憋，痰出則咳緩、憋悶減輕，常伴體倦、脘痞、腹脹、大便時溏。

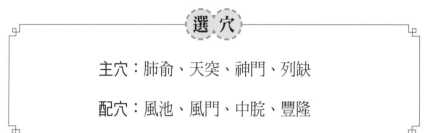

選穴

主穴：肺俞、天突、神門、列缺

配穴：風池、風門、中脘、豐隆

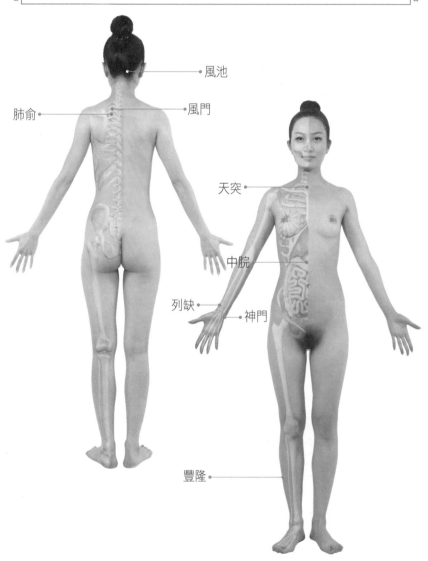

風池

肺俞

風門

天突

中脘

列缺

神門

豐隆

艾灸基本步驟

1. **溫和灸肺俞**：將燃著的艾灸盒放於肺俞上灸治 15 分鐘，至局部皮膚潮紅為止。

2. **溫和灸天突**：找到天突，用艾條溫和灸法灸治 15 分鐘，以局部皮膚潮紅為度。

3. **溫和灸神門**：用艾條溫和灸法灸治神門 15 分鐘，以局部皮膚出現紅暈為度。

4. **溫和灸列缺**：用艾條溫和灸法灸治列缺 15 分鐘，以出現循經感傳為度。

臨證加減：風寒襲肺者

1. 迴旋灸風池：
用艾條迴旋灸法灸治風池 15 分鐘，以局部有熱感為度。

2. 溫和灸風門：
將燃著的艾灸盒置於風門上灸治 15 分鐘，以局部皮膚出現紅暈為度。

臨證加減：痰濕蘊肺者

1. 溫和灸中脘：
將燃著的艾灸盒置於中脘上灸治 15 分鐘，以局部皮膚潮紅為度。

2. 溫和灸豐隆：
用艾條溫和灸法灸治豐隆 15 分鐘，以出現循經感傳現象為度。

大師有話說

　　急性起病的風熱咳嗽、風燥咳嗽、痰熱咳嗽一般不灸，可服桑菊飲、川貝枇杷膏、清金化痰湯。咳嗽艾灸，以氣息平和、肺和氣道溫暖舒適、痰液減少或無為好。盡量用無煙艾條或艾盒施灸，保持通風，以免受艾煙影響反而加重咳嗽症狀。

發　熱

　　小陳是個攝影工作者，炎熱的夏季也有外拍的工作。這次在烈日下拍攝了一整天，收工回家就迫不及待地打開空調，睡覺時也沒注意調高溫度，早上醒來覺得喉嚨痛，一兩天後就出現了發熱、鼻塞、打噴嚏、流稠涕、頭痛、咳嗽痰稠等感冒症狀，通俗點講就像是上火兼感冒。

什麼是發熱

　　發熱是指體溫高出正常標準。中醫學認為，發熱分外感發熱和內傷發熱。

　　外感發熱見於感冒、傷寒、瘟疫等病證。

　　內傷發熱有陰虛發熱、陽虛發熱、血虛發熱、氣虛發熱等。

發熱的成因

　　中醫學認為，發熱主要由勞倦、飲食、情志等因素而引起，少數始為外感，久則導致臟腑虧虛而引起，其共同病機為臟腑功能失調，氣血陰陽虧虛。

選　穴　分　析

　　風門能疏風清熱、開竅鎮痛，對外感風寒、風熱引發的發熱均有治療效果；大椎能清熱解表、截瘧止痛，善治全身熱病；足三里能強筋骨、清邪熱；曲池能清熱和營、降逆活絡，幫助發熱患者降溫、退熱、提神。諸穴合用，能有效緩解發熱。

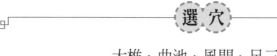

選穴

大椎、曲池、風門、足三里

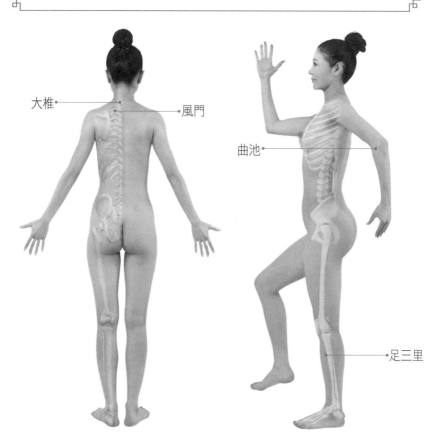

大椎　風門

曲池

足三里

艾灸基本步驟

1. **溫和灸曲池**：用艾條溫和灸法灸治曲池 15 分鐘，以局部皮膚潮紅為度。

2. **溫和灸足三里**：用艾條溫和灸法灸治足三里 15 分鐘，以局部皮膚潮紅為度。

3. **溫和灸大椎**：用艾條溫和灸法灸治大椎 15 分鐘，以局部皮膚潮紅為度。

4. **溫和灸風門**：將燃著的艾灸盒置於風門上，灸治 15 分鐘，以局部皮膚潮紅為度。

支氣管炎

老李今年 58 歲，是一個有 30 年吸菸史的老菸槍，也是一個有 10 年病史的老慢支患者。自從他患上慢性支氣管炎後，一入冬就犯病，早上起來咳嗽不斷，嗓子裏總有痰，咯出來的痰呈白色黏液泡沫狀，而且不易咳出，有時痰中還可見血絲，一到夜裏就喘。

什麼是支氣管炎

支氣管炎是指氣管、支氣管黏膜及其周圍組織的慢性非特異性炎症，臨床上以長期咳嗽、咳痰、喘息以及反覆呼吸道感染為特徵。部分患者起病之前先有急性上呼吸道感染，如急性咽喉炎、感冒等。當合併呼吸道感染時，細支氣管黏膜充血水腫，痰液阻塞及支氣管管腔狹窄，可產生氣喘（喘息）的症狀。

支氣管炎的成因

中醫學認為，慢性支氣管炎的形成與內臟虧損有關，久咳傷肺，肺氣不足，復因外邪侵襲，清肅失職而發病。肺氣不足，氣失所主，清肅無權，氣不化津，積液成痰，痰濕阻肺，致使咳喘纏綿不癒。

選 穴 分 析

支氣管炎為氣管炎症病變，多咳多痰，灸治氣管分叉前的天突和胸中氣機集聚的膻中，能有效減少氣管應激咳嗽；支氣管炎的發作常因肺系病證誘發，故灸治統調肺病的肺俞，能預防肺系疾病；支氣管炎病程多較長，且容易反覆發作，需增強體質，以增強抵抗病邪的能力，可灸治足三里。

選穴

天突、膻中、肺俞、足三里

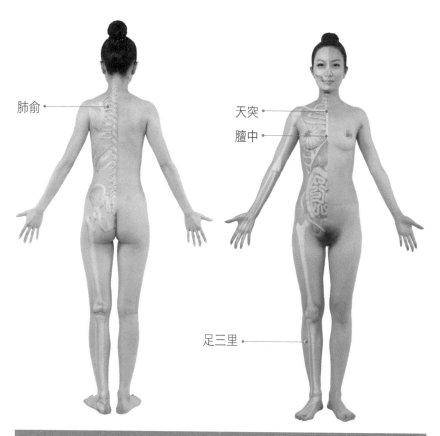

肺俞

天突

膻中

足三里

艾灸基本步驟

1. **懸灸天突：**用艾條懸灸法灸治天突 15 分鐘，以局部有熱感為度。

2. **懸灸膻中：**用艾條懸灸法灸治膻中 15 分鐘，以局部有熱感為度。

3. **溫和灸肺俞：**將燃著的艾灸盒放於肺俞上灸治 15 分鐘，以局部皮膚潮紅為度。

4. **溫和灸足三里：**用艾條溫和灸法灸治足三里 15 分鐘，以局部皮膚潮紅為度。

肺　炎

　　謝女士在 10 天前受涼後出現畏寒、發熱、咳嗽、咯痰的症狀，且感覺全身乏力，肌肉酸痛不適，自行口服藥物但仍無好轉，去醫院檢查後被診斷為肺炎。

　　發病時，謝女士感覺精神尚可，但食慾欠佳。

什麼是肺炎

　　肺炎是指終末氣道、肺泡和肺間質等組織病變所發生的炎症。部分患者可伴胸痛或呼吸困難，病情嚴重者可併發肺水腫、敗血症、感染性休克、支氣管擴張等疾病。

　　本病起病急，自然病程是 7 ～ 10 天。

肺炎的成因

　　肺炎多因勞倦過度、醉後當風等人體正氣不足、表衛不固之時，感受風熱之邪或風寒之邪，入裏化熱所致。

選 穴 分 析

　　灸風門與肺俞，可預防肺系疾病，還能止咳平喘，改善季節性變換引起的不適症狀；中府能清瀉肺熱、順氣止咳；尺澤與列缺位於上肢部，灸這兩個穴位可養陰潤肺、止血，調理肺脹氣機。

選穴

風門、肺俞、中府、尺澤、列缺

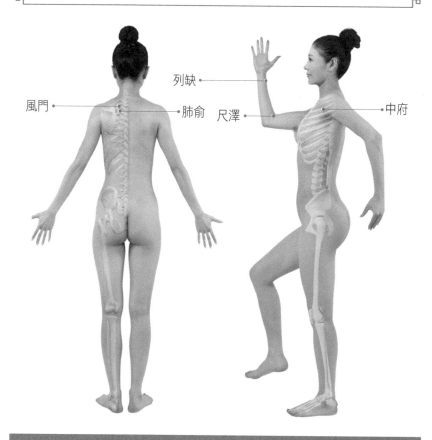

風門　　肺俞　　尺澤　　列缺　　中府

艾灸基本步驟

1. **溫和灸風門**：將燃著的艾灸盒置於風門上灸治15分鐘，以局部皮膚潮紅為度。

2. **溫和灸肺俞**：將燃著的艾灸盒置於肺俞上灸治15分鐘，以局部皮膚潮紅為度。

3. **溫和灸中府**：用艾條溫和灸法灸治中府15分鐘，以局部皮膚潮紅為度。

4. **溫和灸尺澤**：用艾條溫和灸法灸治尺澤15分鐘，以局部皮膚潮紅為度。

5. **溫和灸列缺**：用艾條溫和灸法灸治列缺15分鐘，以局部皮膚潮紅為度。

胸膜炎

呂先生有 2 年的胸膜炎病史，經中西藥治療，胸痛症狀沒有得到有效控制，時好時壞，時有咳嗽、胸悶、氣急、寒熱陣作，口乾咽燥，飲水不多，大便乾結。

什麼是胸膜炎

胸膜炎又稱「肋膜炎」，主要臨床表現為胸痛、咳嗽、胸悶、氣急，甚則呼吸困難，感染性胸膜炎或胸腔積液繼發感染時，可伴有惡寒、發熱。

胸膜炎由不同病因所致，伴有多種疾病的臨床表現。

胸膜炎的成因

中醫學認為，造成胸膜炎的原因分為外因和內因：

外因為正氣不足，寒邪襲肺，衛陽受損，肺氣失宣，積濕成飲，留於胸脅，懸結不散；或寒鬱化熱，灼液成痰，閉阻胸脅，乃成斯病。

內因為飲食不節，咨食生冷，暴飲過量之水，遏傷脾陽，濕聚為飲；或勞倦傷脾或素體中虛，脾陽失運。

選 穴 分 析

膻中為治療胸悶氣急的要穴，能活血通絡、清肺止喘，對胸膜炎引起的胸痛也有緩解的效果；俠谿有消腫止痛、傳導水液、清肝膽熱、平肝熄風的功效；章門主要治療胸脅痛、腹膜炎、煩熱氣短、胸悶肢倦、腰脊酸痛等疾病，有疏肝理氣、消痞散結的作用。

選 穴

膻中、俠谿、章門

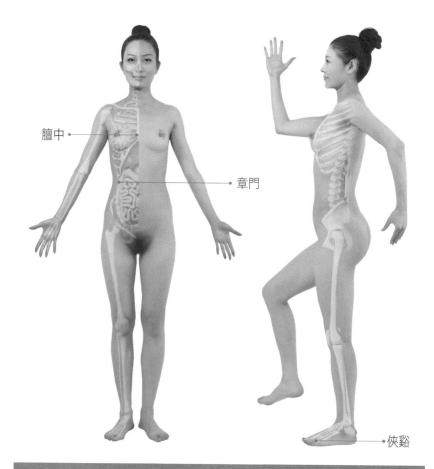

膻中

章門

俠谿

艾灸基本步驟

1. **溫和灸膻中**：用艾條溫和灸灸治膻中 15 分鐘。

2. **溫和灸章門**：用艾條溫和灸灸治章門 15 分鐘。

3. **溫和灸俠谿**：用艾條溫和灸法灸治俠谿 15 分鐘。施灸時以局部皮膚出現紅暈並有灼熱感、不燙傷皮膚為度。

脂肪肝

　　由於工作需要，凌先生經常要出去陪客戶進餐、喝酒、唱歌等，生活過得很不健康。凌先生體格很壯，晚上睡覺打呼嚕的聲音很大，並且運動量少，飲食偏重肥甘厚膩，經常飲酒抽菸。平常看起來很健康的凌先生卻在年底公司組織的體檢中查出得了脂肪肝。

什麼是脂肪肝

　　脂肪肝，顧名思義指肝臟細胞內聚集過多脂肪，是指各種原因引起的肝細胞內脂肪堆積過多的病變。一般來說只要肝臟含脂肪量超過 5% 就算脂肪肝。近年來由於飲食的西化，脂肪性肝病正嚴重地威脅著國人的健康，成為僅次於病毒性肝炎的第二大肝病，已被公認為隱蔽性肝硬化的常見原因。

　　在經常失眠、疲勞、不思茶飯、胃腸功能失調的亞健康人群中，脂肪肝的發病率較高。

脂肪肝的成因

　　中醫學認為，脂肪肝是由於肝鬱氣滯、肝膽濕熱、脾虛濕盛、痰瘀阻絡而最終造成濕痰瘀阻互結、痹阻肝經脈絡。

選　穴　分　析

　　脂肪肝多與體內營養過剩或代謝紊亂有關，中醫將其歸於肝脾腎失調，灸治中脘、章門、關元、足三里、三陰交、肝俞、腎俞，能疏肝健脾、調理胃腸，調節內分泌，促進新陳代謝，減少能量過剩。

選穴

中脘、章門、關元、足三里、三陰交、肝俞、腎俞

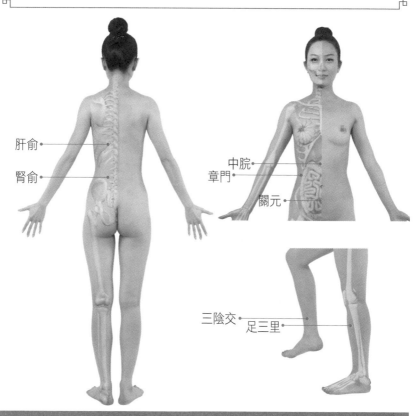

肝俞
腎俞

中脘
章門
關元

三陰交
足三里

艾灸基本步驟

1. **溫和灸中脘：** 將燃著的艾灸盒放於中脘上灸治 15 分鐘。

2. **溫和灸章門：** 用艾條溫和灸法灸治章門 15 分鐘，以皮膚出現紅暈為度。

3. **溫和灸關元：** 將燃著的艾灸盒放於關元上灸治 15 分鐘。

4. **迴旋灸足三里、三陰交：** 用艾條迴旋灸法灸治足三里、三陰交 15 分鐘。

5. **溫和灸肝俞：** 將燃著的艾灸盒置於肝俞上灸治 15 分鐘。

6. **溫和灸腎俞：** 將燃著的艾灸盒置於腎俞上灸治 15 分鐘。

肝硬化

　　莫先生去年查出肝硬化，住院治療一段時間後病情有所好轉，但病情總是反覆。今年莫先生的病情稍穩定，但仍面色發黃，腹大如鼓。

什麼是肝硬化

　　肝硬化是由一種或多種疾病長期形成的肝損害、肝臟細胞纖維化病變。主要致病因素有肝炎病毒、酗酒、膽汁瘀積、寄生蟲感染等引起肝臟硬化、萎縮，其部分症狀與肝炎相似。肝硬化早期病人症狀較輕，主要表現為食慾不振、全身無力、腹部滿脹、上腹部不適或隱痛等，其中食慾不振是最早出現的突出症狀。

肝硬化的成因

　　疫毒時疫外染，鬱而不達，中焦受阻，脾胃運化失常，或濕從寒化，或濕從熱化，濕壅肝膽，鬱結肝氣而致肋疼，膽汁外溢致疸，脾氣受傷運轉無力，日久則氣血凝滯，脈絡瘀阻，痰濕互結，氣血凝滯而成積塊，積塊日久，水停氣壅，發為鼓脹，積瘀膽腑，結成沙石，演化為鼓脹積塊。

選 穴 分 析

　　中脘能和胃健脾、降逆利水，為胃之募穴，治病尤以胃的疾患為先；關元、中極能疏肝健脾、培補元氣；足三里能利膽疏肝、降逆和胃；肝俞、膽俞能通絡利咽、疏肝理氣、益肝明目，增強肝臟的排毒功能。諸穴合用，共奏疏肝利膽之功。

選穴

中脘、關元、中極、足三里、肝俞、膽俞

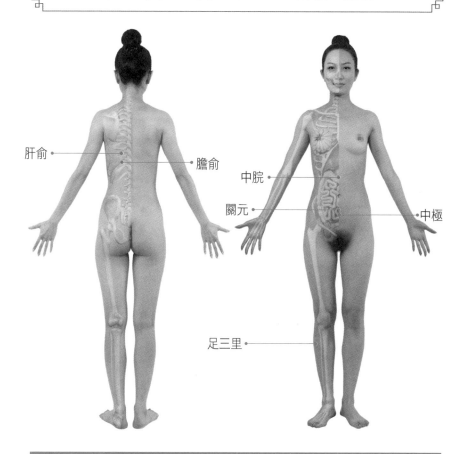

肝俞

膽俞

中脘

關元

中極

足三里

艾灸基本步驟

1. **溫和灸中脘、關元、中極：**將燃著的艾灸盒放於中脘、關元、中極上，一同灸治 15 分鐘。

---

2. **溫和灸足三里：**用艾條溫和灸灸治足三里 15 分鐘，以局部皮膚潮紅為度。

---

3. **溫和灸肝俞：**將燃著的艾灸盒放於肝俞上，灸治 15 分鐘。

---

4. **溫和灸膽俞：**將燃著的艾灸盒放於膽俞上，灸治 15 分鐘。

膽結石

膽結石發病的症狀表現為上腹疼痛並放射到肩背部，且可有低熱、噁心、嘔吐、寒戰、大汗淋漓，甚至伴有黃疸。不久前，梁女士就遭受了一回膽結石發病的痛苦。梁女士當時出現了上腹疼痛，並伴有噁心、嘔吐症狀，起初她以為只是吃壞了肚子，自己買了些消炎藥及胃藥服用，但並不奏效，疼痛反而更明顯了。

什麼是膽結石

膽結石是指膽囊或膽管內發生結石的疾病，是一種常見病，隨年齡增長，發病率也逐漸升高，且女性明顯多於男性。隨著生活水準的提高、飲食習慣的改變及衛生條件的改善，我國的膽石症已由以膽管的膽色素結石為主逐漸轉變為以膽囊膽固醇結石為主。

膽結石的成因

膽結石屬中醫「脅痛」「黃疸」等範疇，由於感受外邪、七情內鬱、咨食肥甘厚膩導致肝膽鬱結或中焦濕熱，肝膽疏泄失常，致膽氣鬱結久熬成石。

選 穴 分 析

目前，膽結石的治療主要有兩種方法，一種是手術治療，另一種是非手術療法，即採取中西醫對症治療、中醫藥物治療等療法。中醫艾灸也是一種不錯的非手術療法。灸治陽陵泉能疏肝利膽、舒筋活絡；灸治足三里能生發胃氣、燥化脾濕；灸治膽俞可散膽腑之熱，安定心神。三穴配伍，共奏疏肝利膽之功。

選穴

陽陵泉、足三里、膽俞

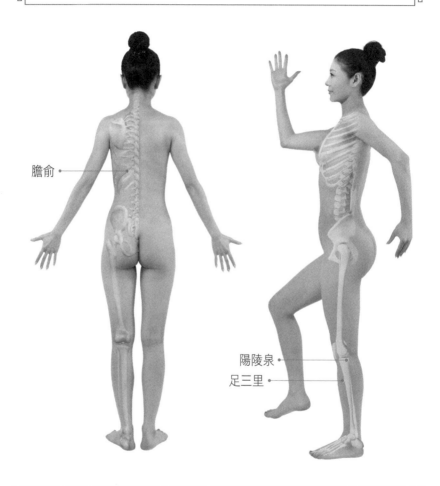

膽俞

陽陵泉
足三里

艾灸基本步驟

1. 溫和灸陽陵泉：用艾條溫和灸法灸治陽陵泉 15 分鐘。

2. 溫和灸足三里：用艾條溫和灸法灸治足三里 15 分鐘。

3. 溫和灸膽俞：將燃著的艾灸盒置於膽俞上灸治 15 分鐘，至局部皮膚潮紅為止。

打　嗝

8月初，小林和幾個朋友相約傍晚的時候在小區的籃球場來場籃球賽。一場球賽下來，每個人都滿頭大汗，小林一口氣喝了兩瓶冰可樂，還覺得不解熱，逕直走到了空調下休息了一段時間才離開。還沒等小林走到家，他就開始打嗝不止，肚子也疼起來了。

什麼是打嗝

打嗝，中醫稱之為噯逆，指氣從胃中上逆，喉間頻頻作聲，聲音急而短促，是生理上常見的一種現象，由橫膈膜痙攣收縮引起。噯逆的原因有多種，一般病情不重，可自行消退。

打嗝的成因

本病病位在胃，並與肺有關；病機為氣逆，與寒氣有關。過食生冷，或過服寒涼藥物，寒氣蘊結中焦；或進食過快或過飽，使食滯於胃，中焦氣機壅滯；或濫用溫補之劑，燥熱內生，胃火熾盛，腑氣不行。以上諸因素均可致胃失和降，氣逆於上，膈間之氣不利，動膈沖喉而成噯逆。

選　穴　分　析

打嗝是胃氣上逆之症，胃中有寒、食積氣滯等，很容易引起打嗝。灸治胃體表區域的中脘、神闕，能暖胃腸、促蠕動、和胃氣、止噯逆。灸治足三里，能加強健脾和胃的效果，脾的運化能力強，陽氣運行有力、通暢，胃就不容易受寒或積滯，無因不起病，打嗝就不會發生。

選穴

中脘、神闕、足三里

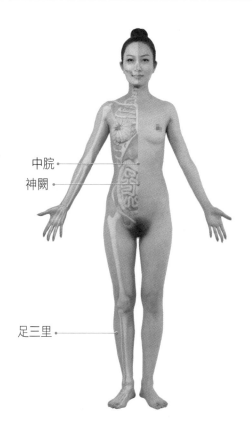

中脘
神闕

足三里

艾灸基本步驟

1. **溫和灸中脘**：將燃著的艾灸盒放於中脘上灸治 15 分鐘，以局部皮膚潮紅為度。

2. **溫和灸神闕**：將燃著的艾灸盒放於神闕上灸治 15 分鐘，以局部皮膚潮紅為度。

3. **溫和灸足三里**：用艾條溫和灸法灸治足三里 15 分鐘，以出現循經感傳現象為度。

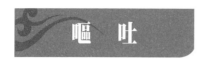

嘔 吐

高女士平時愛生氣，前段時間她發現自己生氣後上腹部會有脹痛的感覺，並且吃過東西後腹部脹痛更明顯了，常口乾口苦，食慾也不是很好，時常嘔吐，並且當心情不好的時候更加容易嘔吐。

什麼是嘔吐

嘔吐是由於胃失和降、胃氣上逆所致的以飲食、痰涎等胃內之物從胃中上湧，自口而出為臨床特徵的一種病症。有物有聲謂之嘔，有物無聲謂之吐，無物有聲謂之乾嘔。

嘔與吐常同時發生，很難截然分開，因此無細分的必要，故多並稱為嘔吐。

嘔吐的成因

惱怒傷肝，肝失條達，橫逆犯胃，胃氣上逆；憂思傷脾，脾失健運，食難運化，胃失和降，均可發生嘔吐。

選 穴 分 析

中脘為胃之募穴，神闕為腹之中央，灸治此二穴，能溫暖胃腸，減少因胃中積滯使得胃氣上逆嘔吐。

內關是胸腹不適時的急救要穴，能調節自主神經和胸腹氣機，有理氣寬胸、和胃降逆的作用，能有效緩解胃痙攣和氣滯食積所致的嘔吐。

足三里能很好地改善脾胃功能，健胃止嘔。

選穴

中脘、神闕、內關、足三里

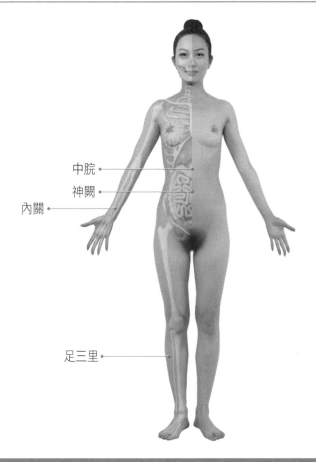

中脘

神闕

內關

足三里

艾灸基本步驟

1. **溫和灸中脘**：將燃著的艾灸盒放於中脘上灸治20分鐘，以局部皮膚潮紅為度。

2. **溫和灸神闕**：將燃著的艾灸盒放於神闕上灸治20分鐘，以局部皮膚潮紅為度。

3. **溫和灸內關**：用艾條溫和灸法灸治內關15分鐘，以局部皮膚潮紅為度。

4. **溫和灸足三里**：用艾條溫和灸法灸治足三里15分鐘，以局部皮膚潮紅為度。

胃 痛

　　肖女士從小脾胃虛弱，稍不注意就會胃痛，痛得厲害的時候只能靠止痛片緩解。胃痛的時候連水都不能喝，只能蜷縮在床上休息。遇寒冷或饑餓時疼痛加劇，得溫暖或進食後則緩解。喜溫暖，喜按揉。稍食生冷食物，即腹瀉、腹痛嚴重，並且伴有面色差，稍有活動即感神疲。就算是在炎炎夏日，肖女士的手腳總是冰涼的。

什麼是胃痛

　　胃痛是指上腹胃脘部近心窩處發生疼痛，是臨床上一種很常見的病證。胃是人體重要的消化器官之一。實際上引起胃痛的病因有很多，有一些還是非常嚴重的疾病，常見於急慢性胃炎，胃潰瘍、十二指腸潰瘍病、胃黏膜脫垂、胃下垂、胰腺炎、膽囊炎及膽石症等疾病。

胃痛的成因

　　胃痛是由於胃氣阻滯，胃絡瘀阻，胃失所養，不通則痛導致的。其痛常因寒暖失宜，飲食失節，情志不舒，勞累等誘因而發作或加重。

依症狀探疾病

寒邪客胃型：胃痛暴作，甚則拘急作痛，得熱痛減，遇寒痛增，口淡不渴，或喜熱飲。

脾胃虛寒型：胃痛隱隱，綿綿不休，冷痛不適，喜溫喜按，空腹痛甚，得食則緩，勞累或食冷或受涼後疼痛發作或加重，泛吐清水，食少，神疲乏力，手足不溫，大便塘薄。

選穴

主穴：中脘、足三里、內關

配穴：胃俞、合谷、脾俞

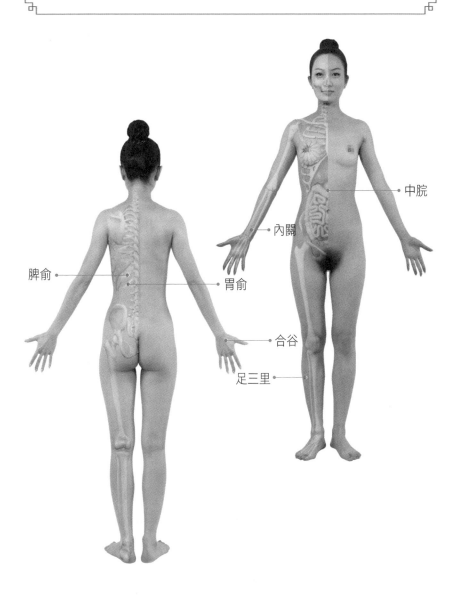

脾俞

胃俞

中脘

內關

合谷

足三里

艾灸基本步驟

1. **溫和灸中脘：**找到中脘，將燃著的艾灸盒放於穴位上灸治 15 分鐘，以患者感覺局部皮膚溫熱為度。

2. **溫和灸足三里：**找到足三里，用艾條溫和灸法灸治 15 分鐘，以局部皮膚出現紅暈為度。

3. **溫和灸內關：**用艾條溫和灸法灸治內關 15 分鐘，以局部皮膚潮紅為度。

臨證加減：寒邪客胃者

1. 溫和灸胃俞：

將燃著的艾灸盒放於胃俞上灸治 15 分鐘，以局部皮膚潮紅為度。

2. 溫和灸合谷：

用艾條溫和灸法灸治合谷 15 分鐘，以局部皮膚出現紅暈為度。

臨證加減：脾胃虛寒者

1. 溫和灸脾俞：

將燃著的艾灸盒放於脾俞上灸治 15 分鐘，以局部皮膚潮紅為度。

2. 溫和灸胃俞：

將燃著的艾灸盒放於胃俞上灸治 15 分鐘，以局部皮膚潮紅為度。

大師有話說

　　長期胃痛的病人每日三餐或加餐均應定時，間隔時間要合理。急性胃痛的病人應盡量少食多餐，平時應少食或不食零食，以減輕胃的負擔。

　　避免不良飲食習慣，飲食宜清淡，少食肥甘及各種刺激性食物，如含酒精及香料的食物。有吸菸嗜好的病人應戒菸。

胃下垂

近兩年來，閻先生每次吃完飯後感覺脘腹痞滿不適，有時微覺墜痛，噯氣，食慾不振，大便乾結，睡眠欠佳。伴有頭暈、腰酸、身倦、四肢乏力、精神萎靡等症狀，體重也日漸下降，去醫院檢查後被診斷為胃下垂。

什麼是胃下垂

胃下垂是指站立時胃大彎抵達盆腔，胃小彎弧線最低點降到髂脊聯線以下。主要原因是膈肌懸力不足，支撐內臟器官韌帶鬆弛，或腹內壓降低，腹肌鬆弛。

輕度下垂者一般無症狀，下垂明顯者則會出現上腹不適，飯後明顯飽脹，伴噁心、噯氣、厭食、便秘等症。從中醫學角度講，屬於中氣久虛，無力托顧而下陷。

胃下垂的成因

中醫學認為，胃下垂病位在胃，屬於脾胃虛弱，中氣不足，升提無力，氣虛下陷所致。

依症狀探疾病

脾虛氣陷型：面色萎黃，不思飲食，食後脘腹脹悶，噯氣不舒，困乏無力，形體瘦削，氣短懶言。

肝鬱氣滯型：胃脘或脹或痛，脅肋脹痛，噯氣嘔逆，不欲飲食，腹墜脹，氣虛，乏力神疲。

選穴

主穴：中脘、梁門、關元、足三里

配穴：百會、脾俞、肝俞、期門

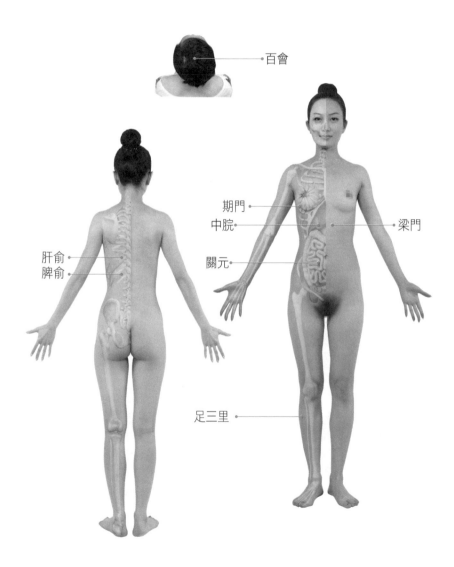

百會

期門
中脘
關元
梁門

肝俞
脾俞

足三里

艾灸基本步驟

1. **溫和灸中脘**：將燃著的艾灸盒放於中脘上灸治 15 分鐘，以局部皮膚潮紅為度。

2. **溫和灸梁門**：將燃著的艾灸盒放於梁門上灸治 15 分鐘，以局部皮膚潮紅為度。

3. **溫和灸關元**：將燃著的艾灸盒放於關元上灸治 15 分鐘，以局部皮膚潮紅為度。

4. **溫和灸足三里**：用艾條溫和灸法灸治足三里 15 分鐘，以出現循經感傳現象為度。

臨證加減：脾虛氣陷者

1. **溫和灸百會：**
用艾條溫和灸法灸治百會 15 分鐘，以局部有熱感為度。

2. **溫和灸脾俞**：將燃著的艾灸盒放於脾俞上灸治 15 分鐘，至局部皮膚潮紅為止。

臨證加減：肝鬱氣滯者

1. **溫和灸肝俞**：將燃著的艾灸盒放於肝俞上灸治 15 分鐘，至局部皮膚潮紅為止。

2. **溫和灸期門：**
用艾條溫和灸法灸治期門 15 分鐘，以局部有熱感為度。

大師有話說

　　由於胃下垂患者的消化功能減弱，過多的食物入胃，必然會滯留於胃內引起消化不良。所以，飲食調理的首要要求便是每次用餐量宜少，但次數可以增加，每日 4 ～ 6 餐為宜。

　　刺激性強的食物，如辣椒、薑、過量酒精、咖啡、可樂及濃茶等，可使胃下垂患者的反酸、燒心症狀加重，影響病情改變，故而這些食物應儘量少吃少喝。少量飲用果酒和淡茶有利於減緩胃下垂的發生與發展。

胃痙攣

　　王先生因為工作原因經常有飯局要參加，飯局上避免不了喝酒，久而久之胃開始不舒服，要吃胃藥才能緩解疼痛。1年前因食涼加重胃脘拘急疼痛，並有嘔吐的症狀。經纖維胃鏡等檢查，診斷為慢性胃炎、胃痙攣。

什麼是胃痙攣

　　胃痙攣即胃部肌肉抽搐，主要表現為上腹痛、嘔吐等。胃痙攣是一種症狀，不是疾病。出現胃痙攣時，主要是對症治療，解痙止痛止嘔。

　　由胃本身引起的痙攣，患者是不會感覺到疼痛的，很可能是膽石症或其他疾病所引起。

　　胃痙攣與體質和飲食等因素有關，患者應注意調整飲食結構，多鍛鍊，提高機體的抵抗力。

胃痙攣的成因

　　胃痙攣是胃脘痛中的常見病證，病因為寒邪客胃、飲食不節、情志失調、肝氣鬱結、素體陰虛，又復感外寒而致病。

選 穴 分 析

　　中脘為胃之募穴，可用於灸治一切腑病（胃、膽、胰腺、大小腸），尤以灸治胃的疾患為先，能和胃健脾、降逆利水；足三里為胃經之合穴，能生發胃氣、燥化脾濕；胃俞為胃之背俞穴，能健脾和胃，養護胃腑。諸穴合用，能有效緩解胃痙攣。

選穴

中脘、足三里、胃俞

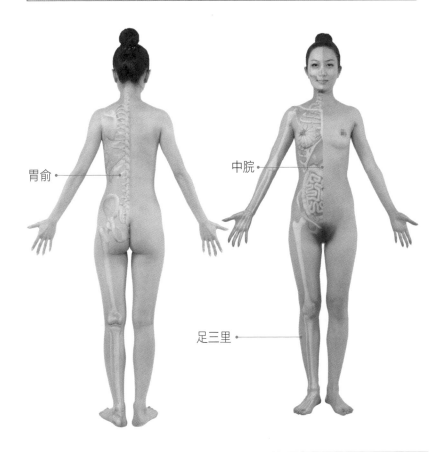

胃俞

中脘

足三里

艾灸基本步驟

1. **溫和灸中脘**：找到中脘，將燃著的艾灸盒放於穴位上灸治 15 分鐘，以局部皮膚溫熱為度。

2. **溫和灸足三里**：用艾條溫和灸法灸治足三里 15 分鐘，以局部皮膚溫熱為度。

3. **溫和灸胃俞**：將燃著的艾灸盒放於胃俞上灸治 15 分鐘，以局部皮膚溫熱為度。

消化不良

古女士從事銷售工作有 3 年了，銷售行業競爭激烈，壓力大，她經常加班到深夜，沒有固定的休息時間，為了節省時間多跑業務，她常常啃點麵包應付一日三餐，飲食極其不規律，吃了這頓，忘了下頓。每個周末還要陪客戶，餐桌上免不了大魚大肉和酒水。慢慢地，她發現自己經常腹部鼓脹，吃不下飯，有時還會噁心、嘔吐。

什麼是消化不良

消化不良是由胃動力障礙所引起的疾病，也包括胃蠕動不好的胃輕癱和食道反流病，主要表現為上腹痛、早飽、腹脹、噯氣等。

長期的消化不良易導致腸內平衡被打亂，出現腹瀉、便秘、腹痛和胃癌等，所以，消化不良者平常要注意自己的飲食習慣，不宜食用油膩、辛辣、刺激的食物。

消化不良的成因

飲食所傷，多因長期飲食不節、饑飽失調所致。如暴飲暴食、過食肥甘、溫涼失宜、飲食不潔之物等。

選 穴 分 析

消化不良，一是胃本身的問題，灸治胃體表的中脘、神闕，可調節胃神經、膈神經，能有效暖胃行氣、和胃止痛，增加消化液的分泌，促進胃排空。二是受脾的影響，脾氣不旺，氣行無力，胃氣受阻，升降失調，導致胃內容物無法排空，灸治足三里能健脾和胃助消化，從根源上解決問題。

選穴

中脘、神闕、足三里

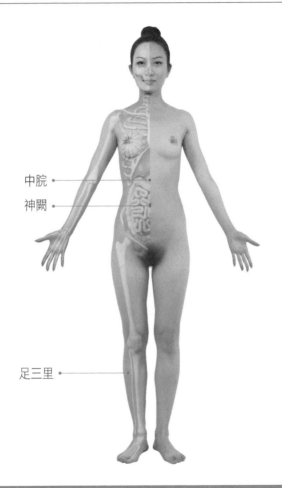

中脘

神闕

足三里

艾灸基本步驟

1. **溫和灸中脘**：將燃著的艾灸盒放於中脘上灸治 15 分鐘，以局部有熱感為度。

2. **溫和灸神闕**：將燃著的艾灸盒放於神闕上灸治 15 分鐘，以局部有熱感為度。

3. **溫和灸足三里**：用艾條溫和灸法灸治足三里 15 分鐘，以局部皮膚潮紅為度。

消化性潰瘍

劉先生 4 年前因飲食不當開始出現上腹脹痛，伴噁心、噯氣，無嘔吐，服用胃藥後有好轉。此後常於秋冬、冬春季交替時出現餐後上腹脹痛，無反酸、燒心，空腹減輕，食慾尚可，進食減少。發作期間體重略有下降，症狀緩解後體重可恢復。

什麼是消化性潰瘍

消化性潰瘍主要指發生在胃和十二指腸的慢性潰瘍，以週期性發作、節律性上腹部疼痛為主要特徵。本病絕大多數（95% 以上）發病部位位於胃和十二指腸，故又稱胃十二指腸潰瘍。

本病的總發病率占人口的 5% ～ 10%，十二指腸潰瘍較胃潰瘍多見，以青壯年多發，男多於女，兒童亦可發病。

消化性潰瘍的成因

中醫學認為多種因素可導致本病，常與脾胃虛弱、飲食不節、情志所傷等相關。本病起病緩慢，反覆發作，多因飲食、情志、寒邪等誘發。

依症狀探疾病

肝氣犯胃型：胃脘脹滿，攻撐作痛，脘痛連脅，噯氣則舒，情志不舒時加重，泛吐酸水，胸悶喜太息，食少。

肝胃鬱熱型：胃脘灼痛，痛勢急迫，食入即痛，泛酸嘈雜，口乾口臭，煩躁易怒，大便秘結，舌紅苔黃，脈弦數。

選 穴

主穴：中脘、神闕、內關、足三里、太衝、公孫

配穴：肝俞、脾俞、胃俞、期門

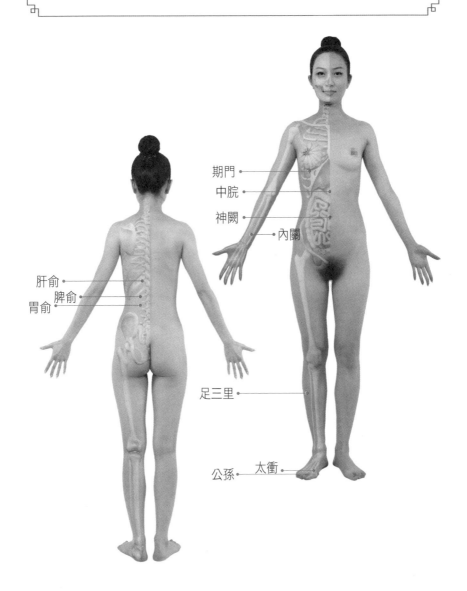

艾灸基本步驟

1. **溫和灸中脘、神闕**：將燃著的艾灸盒放於中脘、神闕上灸治 20 ～ 30 分鐘。

2. **溫和灸內關穴**：用艾條溫和灸法灸治內關 15 分鐘。

3. **溫和灸足三里**：用艾條溫和灸法灸治足三里 15 分鐘。

4. **迴旋灸太衝、公孫**：用艾條迴旋灸法來回灸治太衝、公孫 15 分鐘。

臨證加減：肝氣犯胃者

1. 溫和灸肝俞：

將燃著的艾灸盒放於肝俞上灸治 15 分鐘，以局部透熱為度。

2. 溫和灸胃俞：

將燃著的艾灸盒放於胃俞上灸治 15 分鐘，以局部透熱為度。

臨證加減：肝胃鬱熱者

1. 溫和灸期門：

將燃著的艾灸盒放於期門上灸治 15 分鐘，以局部透熱為度。

2. 溫和灸脾俞：

將燃著的艾灸盒放於脾俞上灸治 15 分鐘，以局部透熱為度。

大 師 有 話 說

　　消化性潰瘍患者要少吃刺激性的食物，如辣椒。空腹的時候最好不要吃辣椒，因為辣椒能刺激人的胃黏膜，促使胃的壁細胞分泌胃酸，過多的胃酸能夠消化胃黏膜，造成胃黏膜的損害。

　　對於喜歡吃辣椒的人，先吃點飯，再吃辣椒，不讓辣椒直接接觸胃黏膜，避免胃黏膜的損害。

腹　脹

　　范先生身材微胖，喜歡吃油炸食品，愛喝可樂，每週至少要吃三次漢堡雞翅薯條，每天都要喝上一瓶冰鎮可樂，三餐不定時，經常是等餓了再吃飯。最近范先生發現自己肚子脹脹的，時不時出現腹痛，總想上廁所，上完廁所後也不見脹氣感消失，一直噯氣，想吐。

什麼是腹脹

　　腹脹是一種常見的消化系統症狀，引起腹脹的原因主要見於胃腸道脹氣、腹水、腹腔腫瘤等。

　　正常人胃腸道內可有少量氣體，150毫升左右，當咽入胃內空氣過多或因消化吸收功能不良時，胃腸道內產氣過多，而腸道內的氣體又不能從肛門排出體外時，則可導致腹脹。

腹脹的成因

　　腹脹的原因很多，與腹內臟器相關，最常見的是消化道問題產生的氣脹和積脹。現在因腹水過多導致的腹脹也較常見。

　　中醫學認為，飲食不節、饑飽無度，或營養不良，均會損傷脾胃，使脾失健運，升降失節，氣滯不能正常運行而致脘腹脹滿。

依症狀探疾病

腑氣不通型：腹部脹滿、疼痛，不能按壓，按壓則脹痛加重，伴便秘、口臭。

肝氣鬱滯型：脘腹脹滿疼痛，痛及兩脅，多因情志不暢誘發或加重，或伴見嘔吐吞酸，噯氣頻作。

選穴

主穴：中脘、足三里、脾俞、胃俞

配穴：天樞、氣海、期門、太衝

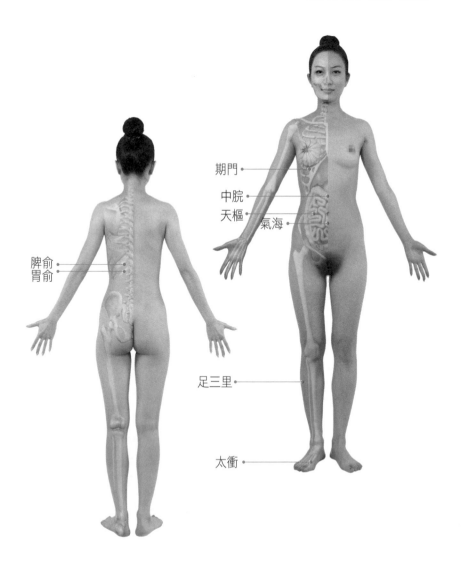

期門

中脘

天樞

氣海

脾俞
胃俞

足三里

太衝

艾灸基本步驟

1. **溫和灸中脘**：將燃著的艾灸盒放於中脘上灸治 15 分鐘，以局部皮膚潮紅為度。

2. **溫和灸足三里**：用艾條溫和灸法灸治足三里 15 分鐘，以局部皮膚出現紅暈為度。

3. **溫和灸脾俞**：將燃著的艾灸盒放於脾俞上灸治 15 分鐘，以局部有熱感為度。

4. **溫和灸胃俞**：將燃著的艾灸盒放於胃俞上灸治 15 分鐘，以局部有熱感為度。

臨證加減：腑氣不通者

1. 溫和灸天樞：

將燃著的艾灸盒放於天樞上灸治 15 分鐘，以局部透熱為度。

2. 溫和灸氣海：

將燃著的艾灸盒放於氣海上灸治 15 分鐘，以局部透熱為度。

臨證加減：肝氣鬱滯者

1. 溫和灸期門：

將燃著的艾灸盒放於期門上灸治 15 分鐘，以局部透熱為度。

2. 溫和灸太衝：

找到太衝，用艾條溫和灸法灸治 15 分鐘，以局部皮膚出現紅暈為度。

大師有話說

　　小兒若經常腹脹，需警惕是否患有蛔蟲病，若患蛔蟲病，需盡早驅蟲治療。腹脹日久，容易損傷陰津，可多灸治三陰交穴。生活中養成良好的飲食習慣，少吃多餐，少吃豆類、糖類等容易產氣的食物，要改變狼吞虎嚥的習慣。每天堅持慢走 30 分鐘，用溫熱的手掌摩腹等，均能促進排氣排便，減少腹脹的發生。

腸易激綜合徵

芬芬17歲了，升入高中後每次臨近考試時她都會緊張，一緊張就腹瀉，而且還總是晚上腹瀉，糞便稀薄如水樣，嚴重時一晚上要瀉七八次，這樣一來就影響了睡眠，有時在考試時也會有急迫的便意感，每次腹瀉之前還會出現腹痛和腸鳴。

什麼是腸易激綜合徵

腸易激綜合徵是由胃腸道動力異常或腸道感染所引起的腸道功能紊亂性疾病，主要臨床表現有心悸、腹痛、腹脹、腹瀉或便秘、多汗、噁心、嘔吐等，可持續反覆發作，與脾、胃、肝、腎關係密切。

精神過度緊張、飲食不當、寒冷等因素均可誘發或加重。

腸易激綜合徵的成因

中醫將腸易激綜合徵歸為「腹痛」「泄瀉」「便秘」的範疇，脾胃虛弱是本病的主要病因。

病機主要在於肝脾氣機不暢，運化失常，大腸傳導失司，日久及腎，形成肝、脾、腎、腸胃等臟功能失調。

選 穴 分 析

腸易激綜合徵的症狀以腹部胃腸不適為主，故灸治腰腹部的經穴中脘、神闕、氣海能調理胃腸功能，緩解症狀。

功能性疾病多與情志相關，灸治內關，能調理腹腔內臟的氣機功能，也能調節胃腸自主神經、舒緩情志。

選穴

中脘、神闕、氣海、內關

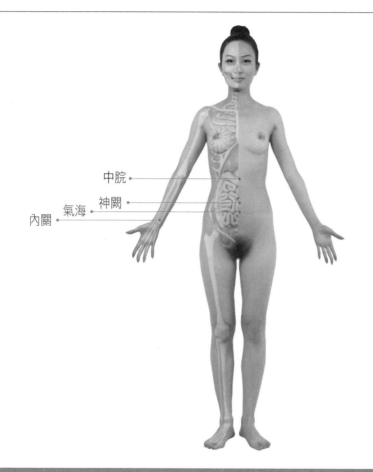

中脘

神闕

氣海

內關

艾灸基本步驟

1. **溫和灸中脘**：將燃著的艾灸盒放於中脘上灸治 15 分鐘，以皮膚潮紅為度。

2. **溫和灸神闕**：將燃著的艾灸盒放於神闕上灸治 15 分鐘，以皮膚潮紅為度。

3. **溫和灸氣海**：將燃著的艾灸盒放於氣海上灸治 15 分鐘，以皮膚潮紅為度。

4. **溫和灸內關**：艾條溫和灸法灸治內關 15 分鐘，以皮膚潮紅為度。

腹　瀉

　　小安喜歡遊泳，每週他都要到水裏撲騰一陣子。夏天天氣悶熱，小安恨不得天天泡在遊泳池裏。一天，小安遊泳後外面刮起了大風，氣溫一下就降下來了。他一路哆嗦著回到了家，沒多久，就開始出現惡寒、發熱、頭痛等症狀，繼而出現腹瀉。接下來的幾個小時內小安大便了4次，都是水樣便，並伴有腹脹、微痛、欲吐的症狀。

什麼是腹瀉

　　腹瀉是大腸疾病最常見的一種症狀，是指排便次數明顯超過日常習慣的排便次數，糞質稀薄，水分增多，每日排便總量超過200克。正常人群每天只需排便1次，且大便成形，顏色呈黃褐色。腹瀉主要有急性與慢性之分，急性腹瀉發病時期為一至兩個星期，但慢性腹瀉發病時則在2個月以上，多由肛腸疾病所引起。

腹瀉的成因

　　中醫學認為，「泄瀉之本，無不由於脾胃。」本病多因感受外邪，如濕熱、暑濕、寒濕之邪；情志所傷、憂思鬱怒導致肝失疏泄，橫逆犯脾而成泄瀉；飲食不節，過食肥甘厚味，或進食不潔腐敗之物。

依症狀探疾病

寒濕困脾型：泄瀉清稀，甚則如水樣，腹痛腸鳴，脘悶食少，苔白膩，脈濡緩。若兼外感風寒，則惡寒發熱頭痛，肢體酸痛。

脾氣虛弱型：因稍進油膩食物或飲食稍多，大便次數即明顯增多而發生泄瀉，伴有不消化食物，大便時瀉時塘，遷延反覆，飲食減少，食後脘悶不舒，面色萎黃，神疲倦怠。

選 穴

主穴：中脘、天樞、神闕、氣海

配穴：脾俞、三陰交、足三里、關元

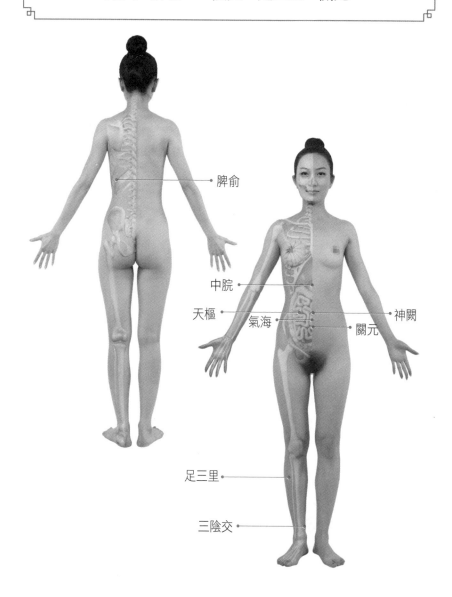

脾俞

中脘

天樞

氣海

神闕

關元

足三里

三陰交

艾灸基本步驟

1. **溫和灸中脘：**將燃著的艾灸盒放於中脘上灸治 15 分鐘，以皮膚潮紅為度。

2. **溫和灸天樞：**將燃著的艾灸盒放於天樞上灸治 15 分鐘，以皮膚潮紅為度。

3. **溫和灸神闕：**將燃著的艾灸盒放於神闕上灸治 15 分鐘，以皮膚潮紅為度。

4. **溫和灸氣海：**將燃著的艾灸盒放於氣海上灸治 15 分鐘，以皮膚潮紅為度。

臨證加減：寒濕困脾者

1. 溫和灸脾俞：

將燃著的艾灸盒放於脾俞上灸治 15 分鐘，以局部皮膚潮紅為度。

2. 溫和灸三陰交：

用艾條溫和灸法灸治三陰交 15 分鐘，以局部皮膚潮紅為度。

臨證加減：脾氣虛弱者

1. 溫和灸足三里：

用艾條溫和灸法灸治足三里 15 分鐘，以局部皮膚潮紅為度。

2. 溫和灸關元：

將燃著的艾灸盒放於關元上灸治 15 分鐘，以局部皮膚潮紅為度。

大師有話說

濕熱泄瀉症狀急迫，一般不灸。若見胃腸感冒性腹瀉，可用藿香正氣水；若見瀉下未消化食物，可服用保和丸；慢性虛寒腹瀉，可用參苓白朮散。腹瀉容易引起脫水和營養不良，需多喝溫開水，止瀉後宜多吃易消化、高營養的食物。

便　秘

　　高女士一天有將近 12 個小時的時間坐在座位上工作，偶爾休假在家也比較懶，不願意運動，不是躺著就是坐著，並且上廁所還總愛玩手機。近些日子她發現在廁所蹲上半個小時都排不出大便，就算排出來，也是費了很大的力氣，而且大便又硬又臭。嚴重的時候，連續三四天都排不出大便。每次便秘，總感覺肚子脹脹的，吃不下任何東西，臉上的痘痘也漸漸冒出來了。

什麼是便秘

　　便秘是臨床常見的複雜症狀，而不是一種疾病，主要指排便次數減少、糞便量減少、糞便乾結、排便費力等。

便秘的成因

　　胃為水穀之海，腸為傳導之官，若腸胃積熱，耗傷津液，則大便乾結；熱伏於內，脾胃之熱薰蒸於上，故見口乾口臭，面赤身熱；熱積腸胃，腑氣不通，故腹脹腹痛；熱移膀胱，則小便短赤。

依症狀探疾病
氣機鬱滯型：大便乾結，或不甚乾結，欲便不得出，或便而不暢，腸鳴矢氣，腹中脹痛，胸脅滿悶，噯氣頻作，飲食減少。
陰寒積滯型：大便艱澀，腹痛拘急，脹滿拒按，脅下偏痛，手足不溫，呃逆嘔吐。

主穴：天樞、足三里、大腸俞

配穴：肝俞、太衝、關元、脾俞

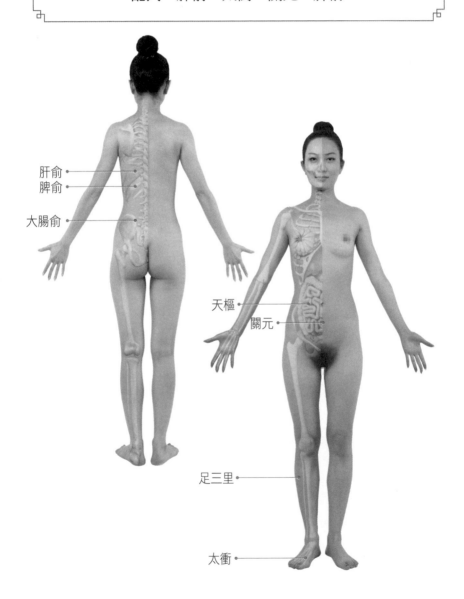

肝俞
脾俞
大腸俞

天樞
關元

足三里

太衝

艾灸基本步驟

1. **溫和灸天樞**：將燃著的艾灸盒放於天樞上灸治 15 分鐘，以局部透熱為度。

2. **溫和灸足三里**：用艾條溫和灸法灸治足三里 15 分鐘，以局部皮膚出現紅暈為度。

3. **溫和灸大腸俞**：將燃著的艾灸盒放於大腸俞上灸治 15 分鐘，以局部透熱為度。

臨證加減：氣機鬱滯者

1. 溫和灸肝俞：

將燃著的艾灸盒放於肝俞上灸治 15 分鐘，以局部透熱為度。

2. 溫和灸太衝：

用艾條溫和灸法灸治太衝 15 分鐘，以局部皮膚出現紅暈為度。

臨證加減：陰寒積滯者

1. 溫和灸關元：

將燃著的艾灸盒放於關元上灸治 15 分鐘，以局部透熱為度。

2. 溫和灸脾俞：

將燃著的艾灸盒放於脾俞上灸治 15 分鐘，以局部透熱為度。

大師有話說

　　腸胃積熱實秘，一般不灸。容易便秘的人，應注意飲食調節，便乾量少者，適當多食富含纖維素的粗糧、蔬菜、水果，避免辛辣燥火之食物；還要增加體力活動，加強腹肌鍛鍊，避免久坐少動；養成定時排便的習慣，排便時不要玩手機、看報紙等分散注意力。

痔 瘡

小江總是坐在電腦前，很少活動，她還特別喜歡吃辣，每次上廁所都會捧著手機在裏面蹲好久，時間長了，她感覺肛門周圍有輕微的脹痛，肛門處好像有東西突出來，大便有時還出血。

什麼是痔瘡

痔瘡又稱痔核，是肛門科最常見的疾病。臨床上分為三種類型：位於齒線以上的為內痔，在肛門齒線外的為外痔，二者混合存在的稱混合痔。

外痔感染發炎或形成血栓外痔時，則局部腫痛。內痔主要表現為便後帶血，重者有不同程度的貧血。

痔瘡的成因

痔瘡多因平素濕熱內積，過食辛辣，久坐久立，或臨產用力，大便秘結，久瀉久痢等而致體內生風化燥，濕熱留滯，濁氣瘀血下注肛門而致病。

選 穴 分 析

痔瘡常伴有肛門墜脹、肛門腫物突出，灸治百會，能減少痔瘡的墜脹感和抑制腫物突出。痔瘡內血流緩慢，常形成靜脈團腫塊，灸治腎俞、大腸俞、腰陽關，能益氣補虛、升陽舉陷、消痔化瘀。痔瘡多與體內脾虛、胃腸濕熱有關，灸治足三里、三陰交，能健脾益氣、調理胃腸。

選穴

百會、腎俞、大腸俞、腰陽關、足三里、三陰交

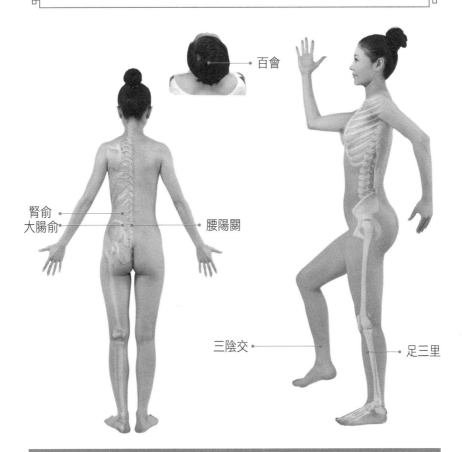

- 百會
- 腎俞
- 大腸俞
- 腰陽關
- 三陰交
- 足三里

艾灸基本步驟

1. **溫和灸百會**：用艾條溫和灸法灸治百會 15 分鐘。

2. **溫和灸腎俞、大腸俞、腰陽關**：找到腎俞、大腸俞、腰陽關，取燃著的艾灸盒置於以上穴位，一同灸治 15 分鐘。

3. **溫和灸足三里**：用艾條溫和灸灸治足三里 15 分鐘。

4. **溫和灸三陰交**：用艾條溫和灸灸治三陰交 15 分鐘。

脫　肛

　　辜老先生每次解手時，有一肉團從肛門內脫出，解完手後肉團又縮回去了，有時腸子脫出5～6公分，必須用手使勁推才能回去。由於腸子經常脫出，辜老先生的肛門變得很鬆弛，在咳嗽、走路、久站或稍一用力的情況下，就會發生脫肛的情況。

什麼是脫肛

　　脫肛又稱直腸脫垂，是直腸黏膜或直腸壁全層脫出於肛門之外的病證。

　　臨床上可根據其脫垂程度分為部分脫垂和完全脫垂。

脫肛的成因

　　小兒氣血未旺，中氣不足；或年老體弱，氣血不足；或婦女分娩過程中，耗力傷氣；或慢性瀉痢、習慣性便秘、長期咳嗽引起中氣下陷，固攝失司，導致肛管直腸向外脫出。

選　穴　分　析

　　中醫學認為，脫肛是由於氣虛下陷、不能固攝或濕熱蘊結、肛腸墜脹，以致肛管直腸向外脫出。

　　百會在頭頂，灸治後能升陽舉陷，調節肛腸神經及肛腸肌的收縮力；神闕、氣海居於中下腹部，灸治此二穴能溫中益氣、行氣化濕、補虛固托。諸穴合用，能益氣升陽、通絡化濁、止脫回固，緩解脫肛。

選穴

百會、神闕、氣海

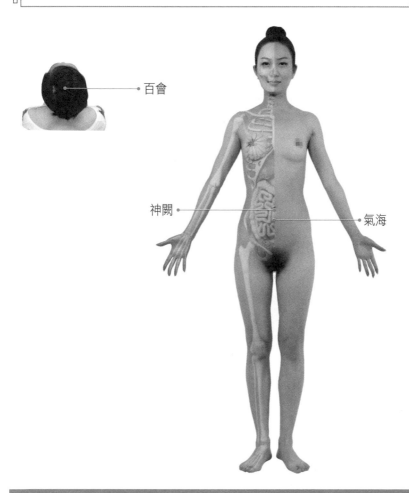

百會

神闕

氣海

艾灸基本步驟

1. **溫和灸百會**：用艾條溫和灸法灸治百會 15 分鐘，以局部皮膚溫熱為度。

2. **溫和灸神闕**：將燃著的艾灸盒放於神闕上灸治 15 分鐘，以局部透熱為度。

3. **溫和灸氣海**：將燃著的艾灸盒放於氣海上灸治 15 分鐘，以局部透熱為度。

水　腫

　　陳女士是一個普通的公司職員，每天都呆在辦公室裏，對著電腦，坐著敲鍵盤，平常很少起來走動。陳女士説她每個月來例假的時候都會出現臉部腫脹的症狀，嚴重時手和腳都會有明顯的腫脹感，穿鞋子會緊腳。據陳女士表述，平常出現水腫的次數比較少，一般隨著例假結束就會慢慢消失。

什麼是水腫

　　水腫是指血管外的組織間隙中有過多的體液積聚，為臨床常見症狀之一。水腫是全身出現氣化功能障礙的一種表現，與肺、脾、腎、三焦各臟腑密切相關。

　　依據症狀表現不同而分為陽水、陰水兩類，常見於腎炎、肺心病、肝硬化、營養障礙及內分泌失調等疾病。

水腫的成因

　　因感受外邪，飲食失調，或勞倦過度等，使肺失宣降通調，脾失健運，腎失開合，膀胱氣化失常，導致體內水液瀦留。

選　穴　分　析

　　灸治水分、脾俞、三陰交，能健脾和胃、化痰祛濕，促進營養的消化吸收，減少中焦濕熱蘊積，達到健脾化濕、行氣消腫的效果；灸治腎俞、太谿、陰陵泉，能補腎溫陽、利尿化濕，促進血液循環，降低血壓，減少水液外滲，加快體內水濕從尿液排泄。諸穴合用，能有效緩解水腫。

選穴

脾俞、腎俞、水分、三陰交、太谿、陰陵泉

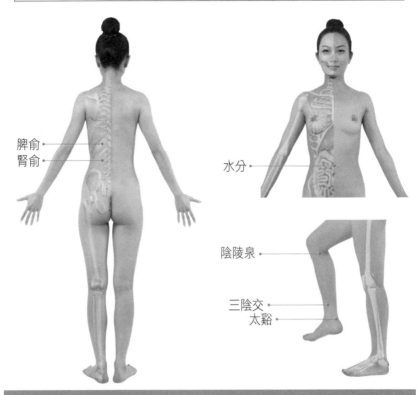

脾俞
腎俞

水分

陰陵泉

三陰交
太谿

艾灸基本步驟

1. **溫和灸脾俞**：將燃著的艾灸盒放於脾俞上灸治 15 分鐘，至局部皮膚潮紅為宜。

2. **溫和灸腎俞**：將燃著的艾灸盒放於腎俞上灸治 15 分鐘，至局部皮膚潮紅為宜。

3. **隔薑灸水分**：將切好的薑片放置於水分上，將艾炷點燃放薑片上，若患者感到局部皮膚有灼痛感時，可略略提起薑片，或更換艾炷再灸，施灸 7 壯，每日 1 次。

4. **迴旋灸陰陵泉、三陰交、太谿**：用艾條迴旋灸法來回灸治陰陵泉、三陰交、太谿 15 分鐘，以局部皮膚潮紅為度。

兩性病症

月經不調

　　剛上高三的李同學從 10 月份開始，每個月的例假都不能準時到來，每次都會推遲，本來以為只是學業壓力大造成的，應該會隨著時間自然而然的痊癒，哪知半年了還不見好。李同學說，她的月經週期很亂，有時候推遲一個多星期，有時候會出現兩個月才來一次的現象。突然「造訪」的姨媽，經常讓她尷尬不已。

什麼是月經不調

　　月經是機體由於受垂體前葉及卵巢內分泌激素的調節而呈現的有規律的週期性子宮內膜脫落現象。月經不調是指月經的週期、經色、經量、經質發生了改變。如垂體前葉或卵巢功能異常，就會發生月經不調。

月經不調的成因

　　中醫學認為，本病多由腎虛而致衝、任功能失調，或肝熱不能藏血、脾虛不能生血等造成。月經不調和腎功能有關，和脾、肝、氣血、衝脈、任脈、子宮也相關。

依症狀探疾病

氣滯血瘀型：月經後期，量少色暗，有塊，排出不暢，伴有少腹脹痛，乳脹脅痛，精神抑鬱。

寒凝胞宮型：月經後期，量少色暗，有塊，或色淡質稀，伴有小腹冷痛，喜溫喜按，得熱則減，或畏寒肢冷，小便清長，大便稀薄。

選穴

主穴：氣海、關元、足三里、三陰交

配穴：太衝、膈俞、命門、次髎

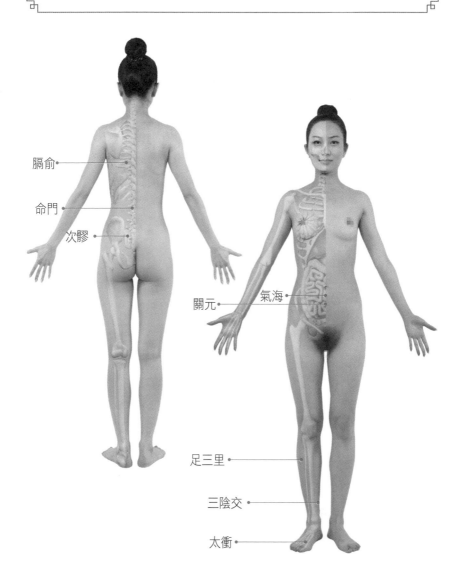

膈俞

命門

次髎

關元

氣海

足三里

三陰交

太衝

艾灸基本步驟

1. **溫和灸氣海**：將燃著的艾灸盒固定在氣海上灸治 10 分鐘，以皮膚潮紅為度。

2. **溫和灸關元**：將燃著的艾灸盒固定在關元上灸治 10 分鐘，以皮膚潮紅為度。

3. **溫和灸足三里**：用艾條溫和灸法灸治足三里 15 分鐘，以皮膚潮紅為度。

4. **溫和灸三陰交**：用艾條溫和灸法灸治三陰交 15 分鐘，以皮膚潮紅為度。

臨證加減：氣滯血瘀者

1. 溫和灸太衝：

用艾條溫和灸法灸治太衝 5 ~ 10 分鐘，以皮膚潮紅為度。

2. 溫和灸膈俞：

將燃著的艾灸盒固定在膈俞上灸治 10 分鐘，以皮膚潮紅為度。

臨證加減：寒凝胞宮者

1. 溫和灸命門：

將燃著的艾灸盒固定在命門上灸治 10 分鐘，以皮膚潮紅為度。

2. 溫和灸次髎：

將燃著的艾灸盒置於次髎上灸治 10 分鐘，以皮膚潮紅為度。

大 師 有 話 說

月經不調一般在非經期艾灸，實熱證一般不灸。平時要注重飲食調理和腰腹部保暖，嚴重者可口服對症中藥。特別注意不要服用避孕藥及含激素的保健品。生薑紅糖水，性溫熱、能滋補，特別適合虛寒痛經者，有熱證者一般不適合飲用。

痛　經

　　黃同學家裏有幾畝種水稻的地，每到春播秋收農忙時，全家都要齊上陣，一起做播種、收割等農活。黃同學也不例外，就算是在經期也照樣下水。

　　初潮沒來之前，下地幹活經常會感到四肢冰冷，來了初潮後偶爾會出現痛經，但持續的時間比較短，等不痛了之後又開始下水田勞作，一忙就是泡在冷水中一整天。但是這半年每到經期就會痛得厲害，痛得直不起腰，只能躺床休息。

什麼是痛經

　　痛經又稱「月經痛」，是指婦女在月經前後或經期，出現下腹部或腰骶部劇烈疼痛，嚴重時伴有噁心、嘔吐、腹瀉，甚至昏厥。

痛經的成因

　　痛經發病原因常與精神因素、內分泌及生殖器局部病變有關。中醫學認為，本病多因情志鬱結，或經期受寒飲冷，以致經血滯於胞宮；或體質素弱，胞脈失養引起疼痛。

依症狀探疾病

寒凝胞宮型：經前數日或經期小腹冷痛，得熱痛減，按之痛甚，經量偏少，經色暗黑有塊，或畏冷身痛。

氣血虛弱型：經後一二天或經期小腹隱隱作痛，或小腹及陰部空墜，喜揉按，月經量少，色淡質薄，或神疲乏力，或面色不華，或納少便塘。

選穴

主穴：關元、三陰交、八髎

配穴：命門、神闕、脾俞、足三里

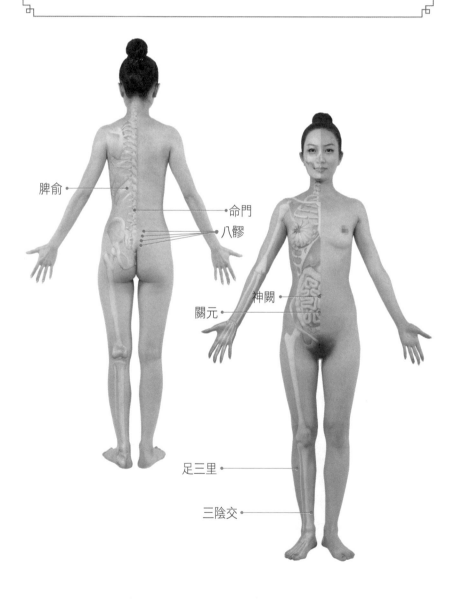

脾俞

命門

八髎

神闕

關元

足三里

三陰交

艾灸基本步驟

1. **溫和灸關元**：將燃著的艾灸盒固定在關元上施灸 10 分鐘，以皮膚出現紅暈為度。

2. **懸灸三陰交**：用艾條懸灸法灸治三陰交 10 分鐘，以皮膚出現紅暈為度。

3. **溫和灸八髎**：將燃著的艾灸盒固定在八髎上施灸 15 分鐘，以皮膚潮紅為度。

臨證加減：寒凝胞宮者

1. 溫和灸命門：

將燃著的艾灸盒固定在命門上施灸 10 分鐘，以皮膚出現紅暈為度。

2. 溫和灸神闕：

將燃著的艾灸盒固定在神闕上施灸 10 分鐘，以皮膚出現紅暈為度。

臨證加減：氣血虛弱者

1. 溫和灸脾俞：

將燃著的艾灸盒固定在脾俞上施灸 10 分鐘，以皮膚出現紅暈為度。

2. 溫和灸足三里：

用艾條溫和灸法灸治足三里 10 分鐘，以皮膚出現紅暈為度。

大師有話說

　　氣滯血瘀型痛經，可食益母草煮雞蛋；寒凝胞宮、氣血虛弱型痛經，可飲生薑紅糖水。容易痛經者在經期和經期前後，飲食應以清淡營養、易消化吸收為主，忌食辛辣生冷的食物。每天喝小小一杯葡萄酒，對痛經的預防和治療有較好的作用。注意經期別隨便吃止痛藥，痛感嚴重者應及時治療。

閉　經

　　徐女士已經連續四個月沒來月經了，以前雖然也有過一個月沒來的情況，可是這次持續的時間太久了。剛開始徐女士以為自己懷孕了，特意去藥店買來驗孕棒測試，後來還去醫院做了尿檢和超音波，結果都顯示並未懷上。此外，她白天總打不起精神，老想睡覺，有時會感覺胸肋部脹脹的，痰有點多，大便稀薄。

什麼是閉經

　　閉經是指婦女應有月經而超過一定時限仍未來潮者。正常女子一般 14 歲左右月經來潮，凡超過 18 歲尚未來潮者，為原發性閉經。月經週期建立後，又停經 6 個月以上者，為繼發性閉經。

　　本病多因內分泌系統的月經調節機能失常、子宮因素以及全身性疾病所致。

閉經的成因

　　寒邪客於衝任，與血相搏，血為寒凝致瘀，瘀阻衝任，氣血不通，血海不能滿溢，故經閉不行。

依症狀探疾病

氣滯血瘀型：月經停閉數月，小腹脹痛拒按，精神抑鬱，煩躁易怒，胸脅脹滿，噯氣嘆息。

寒凝血瘀型：月經停閉數月，小腹冷痛拒按，得熱則痛緩，形寒肢冷，面色青白。

選穴

主穴：天樞、關元、中極、歸來

配穴：期門、太衝、氣海、命門

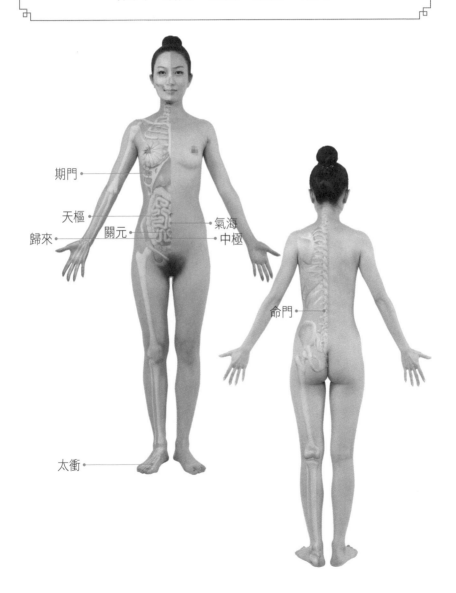

期門

天樞

歸來　關元

氣海

中極

命門

太衝

艾灸基本步驟

1. **溫和灸天樞**：將燃著的艾灸盒放於天樞上灸治 20 ～ 30 分鐘，以皮膚潮紅為度。

2. **溫和灸關元**：將燃著的艾灸盒放於關元上灸治 20 ～ 30 分鐘，以皮膚潮紅為度。

3. **溫和灸中極**：將燃著的艾灸盒放於中極上灸治 20 ～ 30 分鐘，以皮膚潮紅為度。

4. **溫和灸歸來**：用溫和灸法灸治歸來 20 ～ 30 分鐘，以皮膚潮紅為度。

臨證加減：氣滯血瘀者

1. 溫和灸期門：
用溫和灸法灸治期門 20 ～ 30 分鐘，以皮膚潮紅為度。

2. 溫和灸太衝：
用溫和灸法灸治太衝 20 ～ 30 分鐘，以皮膚潮紅為度。

臨證加減：寒凝血瘀者

1. 溫和灸氣海：
用溫和灸法灸治氣海 20 ～ 30 分鐘，以皮膚潮紅為度。

2. 溫和灸命門：
用溫和灸法灸治命門 20 ～ 30 分鐘，以皮膚潮紅為度。

大師有話說

　　閉經患者要注意防止過分肥胖和消瘦。如果女性的體形過於肥胖或者消瘦有可能會引起其他的婦科疾病，還可能引起閉經和不孕症。平時可多吃一些富含蛋白質、維生素及補血的食物，如蛋類、乳類、豆類及其製品、瘦肉、新鮮綠葉蔬菜、水果等，不要吃生冷、滑膩、寒涼、黏滯的食物，如冷飲、生菜、肥肉、海帶、豆醬、腌臘製品等。

崩　漏

　　李同學15歲開始來潮，一直有陰道不規則流血的現象，但不是很嚴重，經常兩個月不來月經，或是一個月之內，每天都會流血，遇上正常經期那幾天流血量特別大。偶爾的不規則流血一段時間，吃了止血藥就止住了，但總是淋漓不盡。李同學的主要症狀就是月經要嘛不來，要嘛出血不止，久而久之量也變大，導致貧血。

什麼是崩漏

　　崩漏相當於西醫的功能性子宮出血，是指婦女非週期性子宮出血，其發病急驟，暴下如注，大量出血者為「崩」；病勢緩，出血量少，淋漓不絕者為「漏」。崩與漏雖出血情況不同，但在發病過程中兩者常互相轉化，如崩血量漸少，可能轉化為漏，漏勢發展又可能變為崩，故臨床多以「崩漏」並稱。

崩漏的成因

　　本病的病因主要是腎——天癸——衝任——胞宮軸的嚴重失調。衝任損傷，不能制約經血，使子宮藏泄失常。

依症狀探疾病

血熱互結型：血色深紅，血質黏稠，氣味臭穢，口乾喜飲。

濕熱蘊結型：血量多，色紫紅而黏膩，帶下量多，色黃臭穢，陰癢。

選穴

主穴：百會、血海、隱白、大敦

配穴：水泉、膈俞、脾俞、中極

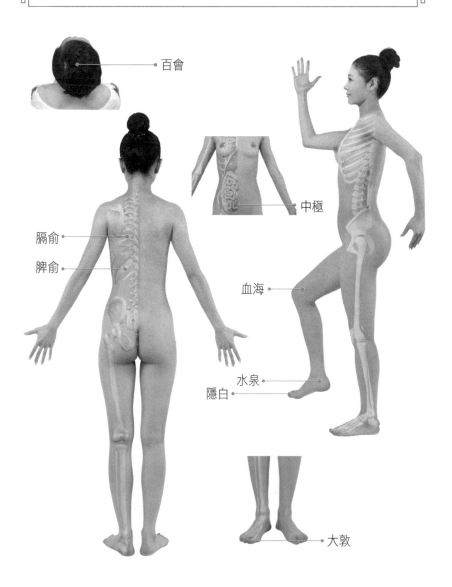

百會

中極

膈俞

脾俞

血海

水泉

隱白

大敦

艾灸基本步驟

1. **雀啄灸百會**：用艾條雀啄灸法灸治百會 10 分鐘，以局部有熱感為度。

2. **溫和灸血海**：用艾條溫和灸法灸治血海 10 分鐘，以局部皮膚出現紅暈為度。

3. **溫和灸隱白**：用艾條溫和灸治隱白 10 分鐘，以施灸部位出現紅暈為度。

4. **溫和灸大敦**：用艾條溫和灸治大敦 10 分鐘，以施灸部位出現紅暈為度。

臨證加減：血熱互結者

1. 雀啄灸水泉：

找到水泉，用艾條雀啄灸法灸治 10 分鐘，以局部有熱感為度。

2. 溫和灸膈俞：

將燃著的艾灸盒放於膈俞上灸治 20 ～ 30 分鐘，以皮膚潮紅為度。

臨證加減：濕熱蘊結者

1. 溫和灸脾俞：

將燃著的艾灸盒放於脾俞上灸治 20 ～ 30 分鐘，以皮膚潮紅為度。

2. 溫和灸中極：

將燃著的艾灸盒放於中極上灸治 20 ～ 30 分鐘，以皮膚潮紅為度。

大師有話說

　　急崩漏應先查出原因，以及時止血為主，以免病情轉化，艾灸可以作輔助療法。女性最好不要流產，流產非常傷害子宮，很容易造成血流不止或者淋漓不斷。平時應注意個人衛生及性生活衛生，減少子宮感染發炎的概率。

　　生活上注意勞逸結合，不參加重體力勞動和劇烈運動，保持精神愉快，不要在思想上產生不必要的壓力，這對功血崩漏的防治很有效。

帶下病

不知從何時起，錢女士總感覺自己下身有些不舒服，分泌物比原來多了，白帶色黃或黃綠如膿，並帶有一股難聞的味道，而且這種情況越來越嚴重，還出現瘙癢的症狀。

有時正在外面與朋友聚會，她下身奇癢無比，不得不跑到衛生間進行暫時緩解，這讓她尷尬不已。每天用陰道清潔劑沖洗私處，卻越洗越癢，這讓她百思不得其解，煩惱不已。

什麼是帶下病

帶下病指陰道分泌多量或少量的白色分泌物，有臭味或異味，色澤異常，常與生殖系統局部炎症、腫瘤或身體虛弱等因素有關。

中醫學認為本病多因濕熱下注或氣血虧虛致帶脈失約、衝任失調而成。

帶下病的成因

素體脾虛或飲食不節、情志因素、勞逸失調，藥、食損脾或慢性腎病患者濕邪久居，損傷脾氣等原因引起脾的功能虛衰、生化之源不足。

依症狀探疾病

濕熱下注型：帶下量多，色黃或黃白，質黏膩，有臭氣，或小腹作痛，或帶下色白質黏如豆腐渣狀。

脾氣虛弱型：帶下色白或淡黃，質黏稠，無臭氣，綿綿不斷，面色萎黃，四肢欠溫，精神疲倦。

選穴

主穴：太陽、率谷、風池、天柱

配穴：三陰交、陰陵泉、脾俞、足三里

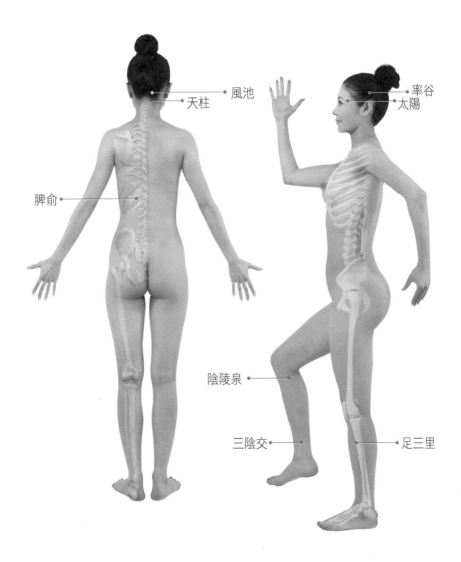

艾灸基本步驟

1.溫和灸太陽:用艾條溫和灸法灸治太陽 10 分鐘,以皮膚潮紅為度。	
2.溫和灸率谷:用艾條溫和灸法灸治率谷 10 分鐘,以皮膚潮紅為度。	
3.溫和灸風池:用艾條溫和灸法灸治風池 10 分鐘,以皮膚潮紅為度。	
4.溫和灸大椎:將燃著的艾灸盒放於大椎上灸治 15 分鐘,以皮膚潮紅為度。	

臨證加減:濕熱下注者

1.溫和灸三陰交:

用艾條溫和灸法灸治三陰交 10 分鐘,以皮膚潮紅為度。

2.溫和灸陰陵泉:

用艾條溫和灸法灸治陰陵泉 10 分鐘,以皮膚潮紅為度。

臨證加減:脾氣虛弱者

1.溫和灸脾俞:

將燃著的艾灸盒放於脾俞上灸治 10 ～ 15 分鐘,以皮膚潮紅為度。

2.溫和灸足三里:

用艾條溫和灸法灸治足三里 10 分鐘,以皮膚潮紅為度。

大師有話說

　　出現白帶異常症狀,應積極治療,消除炎症。女性一定要注重個人衛生,出現下體不適時盡量避免性生活,必要時及時就診,以防病情加重。

　　白帶異常可因食入辛辣刺激食品、下體悶熱導致,女子需多忌口,盡量穿著舒適吸汗的棉質褲子。帶下者,一般體內濕氣較重,故平時可多食用具有健脾祛濕、利尿化濕功效的食物和藥膳,如玫瑰花、陳皮、伏苓、白朮、土伏苓、薏米等。

子宮脫垂

陳女士自從 10 年前順產生下寶寶後，陰道就一直斷斷續續有東西脫出，由於擔心要切除子宮，她一直拒絕入院治療。

直到今年年初，她感到腰酸背痛，並且出現排尿困難，尿失禁及白帶多等症狀而不得不入院。

什麼是子宮脫垂

子宮脫垂又名子宮脫出，本病是指子宮從正常位置沿陰道向下移位。其病因為支托子宮及盆腔臟器之組織損傷或失去支托力，以及驟然或長期增加腹壓所致。常見症狀為腹部下墜、腰酸。嚴重者會出現排尿困難，或尿頻、尿瀦留、尿失禁及白帶多等症狀。

子宮脫垂的成因

素體虛弱，中氣不足，分娩時用力太過，或產後操勞持重，或久嗽不癒，或年老久病，便秘努責，損傷中氣，中氣下陷，固攝無權，系胞無力，或先天不足，或房勞多產，或年老體弱，腎氣虧虛，衝任不固，系胞無力，以致子宮下垂。

依症狀探疾病

氣血虧虛型：子宮下移，或脫出陰道口外，勞則加劇，小腹下墜，神倦乏力，少氣懶言，小便頻數，或帶下量多，色白質稀，面色少華。

邪毒感染型：子宮位置下垂，或脫出陰道口外，甚者連同陰道壁或膀胱直腸一併膨出，局部有紅腫潰爛，黃水淋漓，陰門腫痛，小便赤數。

選穴

主穴：帶脈、神闕、陰交、氣海

配穴：脾俞、血海、合谷、內庭

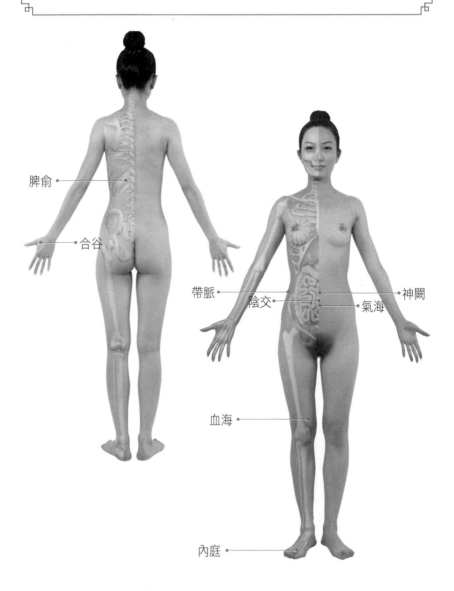

脾俞

合谷

帶脈　　陰交　　氣海　　神闕

血海

內庭

艾灸基本步驟

1. **溫和灸帶脈：**用艾條溫和灸法灸治帶脈 10 分鐘，以局部溫熱為度。

2. **溫和灸神闕：**將燃著的艾灸盒放於神闕上灸治 10～15 分鐘，以皮膚潮紅為度。

3. **溫和灸陰交：**用溫和灸法灸治陰交 10～15 分鐘，以皮膚潮紅為度。

4. **溫和灸氣海：**將燃著的艾灸盒放於氣海上灸治 10～15 分鐘，以皮膚潮紅為度。

臨證加減：氣血虧虛者

1. 溫和灸脾俞：

將燃著的艾灸盒放於脾俞上灸治 10～15 分鐘，以皮膚潮紅為度。

2. 溫和灸血海：

用艾條溫和灸法灸治血海 10 分鐘，以局部溫熱為度。

臨證加減：邪毒感染者

1. 溫和灸合谷：

用艾條溫和灸法灸治合谷 10 分鐘，以局部溫熱為度。

2. 溫和灸內庭：

用艾條溫和灸法灸治內庭 10 分鐘，以局部溫熱為度。

大師有話說

　　輕度的子宮脫垂可以先採取保守的治療方法，每天遵醫囑按時用藥，並定期復查，隨時觀察病情的程度。如果發現有嚴重的傾向，最好透過手術治療，避免病情有繼續發展的可能。

　　輕度的子宮脫垂，可以每天做一些肛提肌鍛鍊，即用力收縮肛門，每次做 10 分鐘左右即可。

慢性盆腔炎

　　吳女士前段時間做了流產手術。手術後，醫生囑咐她至少休息半個月，但因為工作繁忙，吳女士只在家休息了短短三天就去上班了。就在上班的第一個星期，吳女士感覺下腹疼痛難忍，每天都感覺腰骶部酸脹疼痛，實在受不了了，只好到醫院檢查，被診斷為盆腔炎。經過幾個星期的西醫治療，病情雖有好轉，但反覆發作讓她痛苦不已。

什麼是慢性盆腔炎

　　慢性盆腔炎指的是女性內生殖器官、周圍結締組織及盆腔腹膜發生慢性炎症，反覆發作，經久不癒。常因為急性炎症治療不徹底或因患者體質差，病情遷移所致。臨床表現主要為下腹墜痛或腰骶部酸痛、拒按，伴有低熱、白帶多、月經多、不孕等。此症較頑固，當機體抵抗力下降時可誘發急性發作。

慢性盆腔炎的成因

　　中醫學認為，慢性盆腔炎可因素體虛弱，復因生活所傷，感染外邪；或急性盆腔炎治療不徹底演變而成。其主要機制為濕瘀之邪蘊於子宮、胞絡，致衝任帶脈功能失調而致。臨床常見有氣滯血瘀、寒凝氣滯、脾虛瘀濁等諸因。

依症狀探疾病

濕熱下注型：小腹脹痛，帶下量多、色黃、質稠腥臭，尿道灼痛，大便秘結，小便赤熱。
氣滯血瘀型：小腹脹痛而硬，按之更甚，帶下量多、色白、質稀薄，腰骶酸痛，月經失調，色黑有瘀血塊。

選穴

主穴：關元、中極、子宮、歸來、血海、命門、腰陽關

配穴：蠡溝、陰陵泉、太衝、膈俞

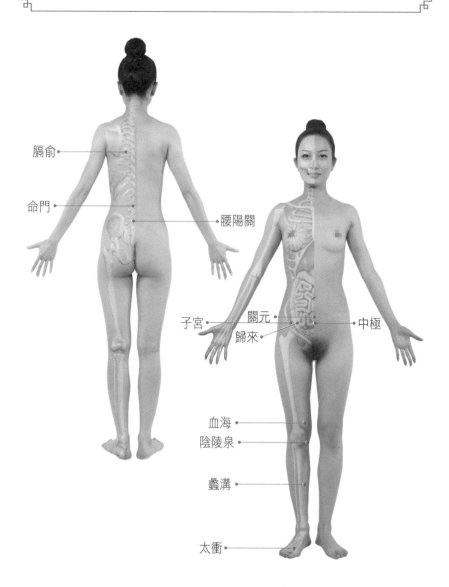

艾灸基本步驟

1. **溫和灸關元、中極、子宮、歸來**：將燃著的艾灸盒置於關元、中極、子宮、歸來上，一同灸治 15 分鐘，以皮膚有溫熱感為宜。

2. **溫和灸血海**：找到血海，用艾條溫和灸法灸治 10 分鐘。

3. **溫和灸命門、腰陽關**：將燃著的艾灸盒置於命門、腰陽關上，一同灸治 15 分鐘，以皮膚有溫熱感為宜。

臨證加減：濕熱下注者

1. 溫和灸蠡溝：

用艾條溫和灸法灸治蠡溝 10 分鐘，以局部皮膚溫熱為度。

2. 溫和灸陰陵泉：

用艾條溫和灸法灸治陰陵泉 10 分鐘，以局部皮膚溫熱為度。

臨證加減：氣滯血瘀者

1. 溫和灸膈俞：

將燃著的艾灸盒放於膈俞上灸治 15 分鐘，以皮膚潮紅為度。

2. 溫和灸太衝：

用艾條溫和灸法灸治太衝 10 分鐘，以局部皮膚溫熱為度。

大師有話說

　　由於很多女性不注重或沒有意識到個人衛生，喜歡穿緊身衣褲和露臍低腰裝，應用宮內節育器，有過流產引產史，不注重體檢或婦檢等，使盆腔炎的發病率居高不下。因該病難以根治，已成為婦科隱疾。慢性盆腔炎患者要注意生殖道的個人衛生，注意避孕，盡量避免宮腔操作。平時注意腰腹部保暖，均衡營養。

乳腺增生

　　葉同學的胸部發育較豐滿，其他人都會用異樣的眼光看她，她非常不喜歡別人盯著她看，於是總是駝著背穿緊身內衣來掩蓋她的胸部。某一天葉同學發現胸脹得厲害，碰一下就覺得很痛，而且感覺身體沉重，什麼都沒幹就覺得很累。

　　平常經前胸脹，而且每次經期都會出現腹瀉、腹脹，時間越久胸脹痛得越厲害，最後發展成非經期也會疼痛。

什麼是乳腺增生

　　乳腺增生是女性最常見的乳房疾病，其發病率占乳腺疾病的首位。乳腺增生症是正常乳腺小葉生理性增生與復舊不全，乳腺正常結構出現紊亂，屬於病理性增生，它是既非炎症又非腫瘤的一類病。臨床表現為乳房疼痛、乳房腫塊及乳房溢液等。本病多認為由內分泌失調、精神、環境因素、服用激素保健品等所致。

乳腺增生的成因

　　中醫學認為，乳腺增生的病因與情志、飲食、勞倦等因素有關。情志不暢，鬱久傷肝，致氣機鬱滯，蘊結於乳房脈絡，阻塞不通，輕則不通致痛，重則因氣滯、痰凝、血淤結聚成塊，發為本病。

依症狀探疾病

肝氣鬱結型：乳房脹痛，伴有腫塊，觸痛，經前加重，胸脅脹滿，噯氣頻繁，常嘆息，疼痛和腫塊隨情志變化而有所改變，憂鬱或發怒後加重，情志舒暢時減輕。

衝任不調型：乳房疼痛，腫塊質韌或局部增厚，經前期乳房腫脹不適，疼痛和腫塊都變明顯，經後緩解或消失，月經不調，腰酸無力。

選穴

主穴：天突、肩井、肝俞、三陰交

配穴：太衝、厥陰俞、照海、帶脈

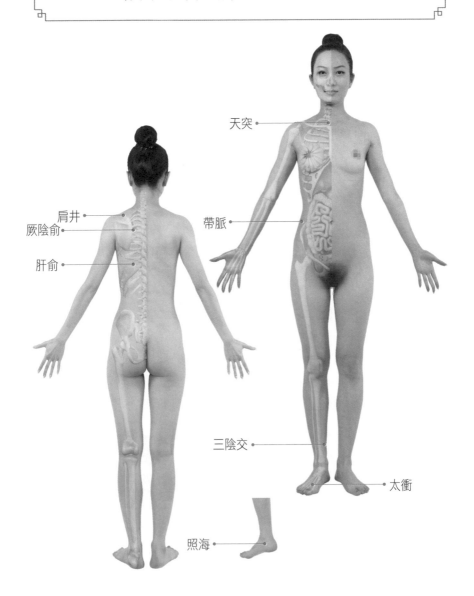

天突

肩井
厥陰俞

肝俞

帶脈

三陰交

太衝

照海

艾灸基本步驟

1. **溫和灸天突**：用艾條溫和灸法灸治天突 10 分鐘，以皮膚有溫熱感為宜。

2. **溫和灸肩井**：用艾條溫和灸法灸治肩井 10 分鐘，以皮膚有溫熱感為宜。

3. **溫和灸三陰交**：用艾條溫和灸法灸治三陰交 10 分鐘，以皮膚有溫熱感為宜。

4. **溫和灸肝俞**：將燃著的艾灸盒置於肝俞上灸治 15 分鐘，以皮膚有溫熱感為宜。

臨證加減：肝氣鬱結型

1. 溫和灸厥陰俞：

將燃著的艾灸盒放於厥陰俞上灸治 10 ～ 15 分鐘，以局部皮膚潮紅為度。

2. 溫和灸太衝：

用艾條溫和灸法灸治太衝 10 分鐘，以局部皮膚溫熱為度。

臨證加減：衝任不調型

1. 溫和灸照海：

用艾條溫和灸法灸治照海 10 分鐘，以局部皮膚溫熱為度。

2. 溫和灸帶脈：

用艾條溫和灸法灸治帶脈 10 分鐘，以局部皮膚溫熱為度。

大師有話說

　　對於輕度乳腺增生，醫生不建議進行過多的干預治療，通常只需進行定期的檢查即可，防止乳腺增生惡變。病情相對較嚴重的患者，需每隔三個月到醫院復查一次，必要時做活體病理切片檢查。日常生活中，患者可以進行簡單的自我檢查，初步判斷病情發展狀況。

更年期綜合徵

何女士最近生活變得頗不「平靜」，月經遲遲不來，身體發熱出汗，情緒也變得不穩定起來，以前的她從不輕易發脾氣，現在卻動不動就急躁、發怒，丈夫說她好像變了一個人。

什麼是更年期綜合徵

更年期綜合徵是指女性從生育期向老年期過渡期間，因卵巢功能逐漸衰退，導致人體雌激素分泌量減少，從而引起植物神經功能失調、代謝障礙為主的一系列疾病。

多發於 45 歲以上的女性，其主要臨床表現有月經紊亂不規則，伴潮熱、心悸、胸悶、煩躁不安、失眠、小便失禁、記憶力減退、注意力不集中等症狀。

更年期綜合徵的成因

本病多由於年老體衰、腎氣虛弱或受產育、精神情志等因素的影響，使陰陽失去平衡，引起心、肝、脾、腎等臟腑功能紊亂所致。

選 穴 分 析

更年期綜合徵是人體逐漸衰老，天癸漸絕，陰津損耗比陽氣多，導致陰津相對不足引起的症狀，歸於肝、脾、腎三臟。

灸治腎俞、足三里、三陰交、太谿、湧泉，能很好地調補肝腎，健脾和胃，促生氣血，疏通經絡，達到補益損耗、調和氣血的作用。

選穴

腎俞、足三里、三陰交、太谿、湧泉

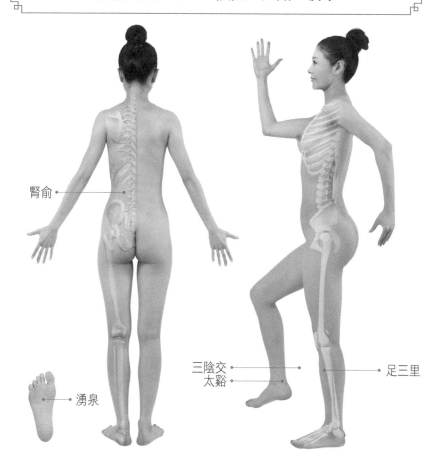

腎俞

湧泉

三陰交
太谿

足三里

艾灸基本步驟

1. **溫和灸腎俞**：將燃著的艾灸盒放於腎俞上灸治 10 ～ 15 分鐘。

2. **溫和灸足三里**：用艾條溫和灸法灸治足三里 10 ～ 15 分鐘。

3. **迴旋灸三陰交、太谿**：用艾條迴旋灸法灸治三陰交、太谿 10 ～ 15 分鐘。

4. **溫和灸湧泉**：用艾條溫和灸法灸治湧泉 10 ～ 15 分鐘。

宮頸炎

何女士 6 年前做過一次人工流產手術，由於術後感染，她患上了急性宮頸炎，因治療不及時、不徹底，她的病情已轉為慢性宮頸炎。患病後，陰道分泌物增多，呈黏液膿性，陰道分泌物刺激可引起外陰瘙癢及灼熱感。

什麼是宮頸炎

宮頸炎是一種常見的婦科疾病，多發生於育齡婦女。常見的臨床表現為白帶增多，呈黏稠的黏液或膿性黏液，有時可伴有血絲或夾有血絲。

宮頸炎有多種表現，如宮頸糜爛、宮頸肥大、宮頸息肉、宮頸腺體囊腫、宮頸內膜炎等，其中以宮頸糜爛最為多見。

宮頸炎的成因

宮頸炎在中醫學裏屬於「帶下」的範疇，中醫專家將宮頸炎分為脾虛、腎虛和濕熱三型。

這是由於濕邪為患，影響任、帶二脈，以致帶脈失約，任脈不固而導致宮頸炎。

選 穴 分 析

宮頸炎的病根一般比較久，用中醫慢調治療比較深入，需要耐心堅持治療。關元常用於治療元氣虛損病症、婦科病症和下焦病症；子宮穴是調理婦科炎症的特效穴，八髎居於腰腹中下部，能改善腹腔內的血液循環；三陰交是補益後天脾腎的常用穴，能加強補虛固攝、舉陷升提的效果。

選穴

關元、子宮、八髎、三陰交

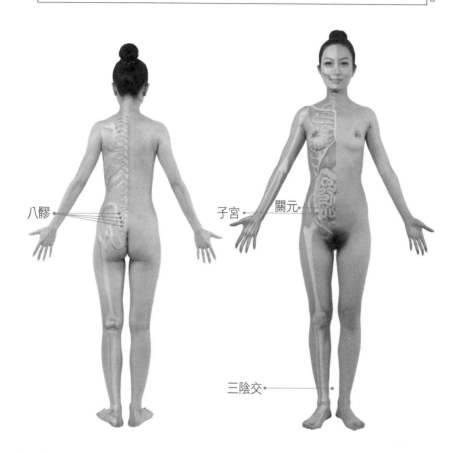

八髎　　　　　　　　　子宮　　關元

三陰交

艾灸基本步驟

1. **溫和灸關元、子宮：**找到關元、子宮，將燃著的艾灸盒放於以上穴位灸治10～15分鐘，以局部皮膚潮紅為度。

2. **溫和灸三陰交：**用艾條迴旋灸法灸治三陰交10～15分鐘。

3. **溫和灸八髎：**將燃著的艾灸盒放於八髎上灸治10～15分鐘，以局部皮膚潮紅為度。

陰道炎

張女士最近總是悶悶不樂，因為身體出現了難以啟齒的症狀。不僅白帶增多，呈現乳黃色，而且外陰部瘙癢，灼熱難忍，尤其是在上班的時候，奇癢難忍，只得去廁所撓一下，開會的時候，更是坐立不安。

什麼是陰道炎

陰道炎是一種常見的婦科疾病，是陰道黏膜及黏膜下結締組織的炎症，各個年齡階段的女性均可能罹患。可經由各種原因引起，易受到細菌等病原體的侵入而引起感染發炎。

臨床上以白帶的性狀發生改變以及外陰瘙癢灼痛為主要臨床特點，性交痛也常見，感染累及尿道時，可有尿痛、尿急等症狀。

陰道炎的成因

中醫學認為，陰道炎多因濕熱生蟲、蟲蝕陰中所致，屬外感濕濁穢毒之邪。

陰道炎的主要病因是脾氣之虛、肝氣之鬱、濕氣之浸、熱氣之逼、帶脈之傷所致。

選 穴 分 析

女性一旦患上陰道炎，往往出現白帶增多、外陰瘙癢的症狀，氣海、關元、中極居於腰腹中下部，能改善腹腔內的血液循環，使子宮和韌帶得以濡養，有效緩解炎症；行間有清熱息風的作用，可緩解濕熱生蟲、蟲蝕陰中所導致的陰道炎。

選穴

氣海、關元、中極、行間

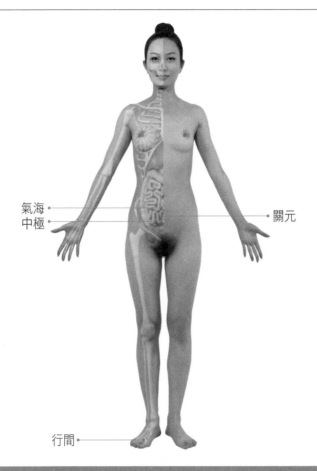

氣海 •
中極 •
　　　　　　　　　　　　　　　　　　• 關元

行間 •

艾灸基本步驟

1.**溫和灸氣海**：將燃著的艾灸盒放於氣海上灸治 10 ～ 15 分鐘。

2.**溫和灸關元**：將燃著的艾灸盒放於關元上灸治 10 ～ 15 分鐘。

3.**溫和灸中極**：將燃著的艾灸盒放於中極上灸治 10 ～ 15 分鐘。

4.**溫和灸行間**：用艾條溫和灸法灸治行間 10 ～ 15 分鐘。

慢性腎炎

陳先生 3 前年開始出現腰痛、乏力、尿頻、尿量減少的現象，但他沒有在意，直至某一天開始尿血才引起他的重視，去當地的醫院檢查出來是急性腎炎引起的。陳先生開始接受治療，但反反覆覆一年也沒有治好，最後轉變為慢性腎炎。

什麼是慢性腎炎

慢性腎炎是一種以腎小球慢性病變為主的腎小球疾病。是一種自身免疫反應疾病，由於免疫機能紊亂，引起腎小球組織損傷而發病。

此病潛伏時間長，病情發展緩慢，它可發生於任何年齡，但以青、中年男性為主，病程在 1 年以上，大部分患者有明顯血尿、浮腫、高血壓症狀，並有全身乏力、納差、腹脹、貧血等病症。

慢性腎炎的成因

中醫學認為，慢性腎炎的發生，主要是外邪日久傷及臟腑功能，尤其是導致脾腎虛損而成；也因飲食勞倦、房事不節等耗傷脾腎而為病；或因臟腑功能失調、復感外邪而發。

─── 選 穴 分 析 ───

慢性腎炎主要歸於腎，是以灸治腎俞、中脘、關元、神闕，以調補腎之陰陽、腹部氣血經絡為主；輔以灸治足三里、豐隆、陰陵泉能健脾益氣、促生氣血、養心安神。

「上病下治」，灸治湧泉能起到補虛損、清熱毒、通經絡、調氣血、安心神的效果。

選穴

中脘、神闕、關元、足三里、豐隆、陰陵泉、湧泉、腎俞

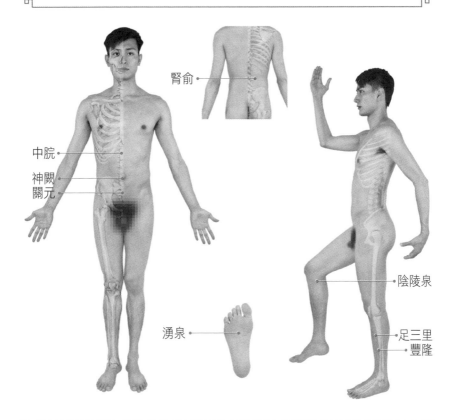

艾灸基本步驟

1. **溫和灸中脘、神闕、關元：**將燃著的艾灸盒置於中脘、神闕、關元上灸治 10～15 分鐘。

2. **迴旋灸足三里、豐隆：**用艾條迴旋灸法灸治足三里、豐隆 10～15 分鐘。

3. **溫和灸陰陵泉：**用艾條溫和灸法灸治陰陵泉 10～15 分鐘。

4. **溫和灸湧泉：**用艾條溫和灸法灸治湧泉 10～15 分鐘。

5. **溫和灸腎俞：**將燃著的艾灸盒置於腎俞上灸治 10～15 分鐘。

前列腺炎

　　張先生是一名老計程車司機，幹這一行已經十多年，由於經常憋尿，並且經常用抽菸喝酒來解除壓力。張先生前一陣子感覺自己排尿的次數多了，原本一覺睡到天亮，現在每晚要夜起兩三次，而且排尿比以前困難了，以前很順暢，現在卻排得很慢，想用力加快速度就明顯感覺到膀胱痛。

什麼是前列腺炎

　　前列腺炎是現在社會上成年男性的常見病之一，是由多種複雜原因和誘因引起的前列腺的炎症。

　　前列腺炎的臨床表現具有多樣化，以尿道刺激症狀和慢性盆腔疼痛為主要表現。其中尿道症狀為尿急、尿頻、排尿時有燒灼感、排尿疼痛，可伴有排尿終末血尿或尿道膿性分泌物等。

前列腺炎的成因

　　前列腺炎為外感毒邪濕熱，流入蘊結；或飲食不節，釀生濕熱，濕熱不清；或因性事不潔感染毒疫；或因相火妄動，陰精暗耗；或因經常手淫和忍精不泄致敗精留滯，故多為濕熱邪毒，相火偏旺，擾動精室，精離其位。

依症狀探疾病

濕熱下注型：病程較短，尿道灼熱，小便黃赤或混濁有沉澱，尿末滴白量多，少腹、會陰或睪丸脹痛，口苦，乏力，舌苔黃膩。

瘀血阻滯型：病程較長，尿終末時少許滴白，小便滴瀝澀痛，會陰刺痛明顯，痛引睪丸或陰莖、少腹、腰部。

選穴

主穴：命門、腎俞、氣海、關元、中極、三陰交

配穴：三焦俞、委陽、血海、膈俞

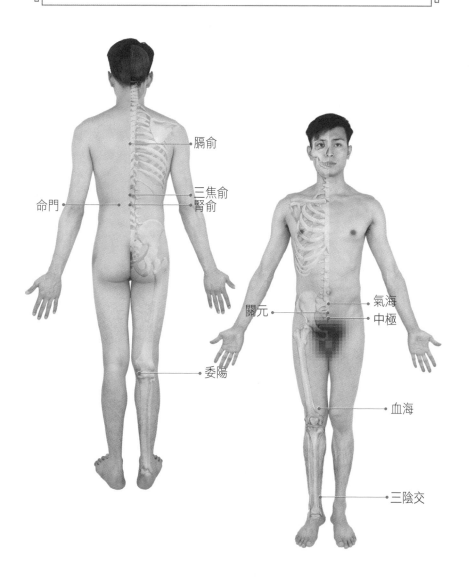

艾灸基本步驟

1. **溫和灸命門、腎俞**：將燃著的艾灸盒置於命門、腎俞上灸治 10 ～ 15 分鐘。

2. **迴旋灸氣海、關元**：用艾條迴旋灸法灸治氣海、關元 10 ～ 15 分鐘。

3. **溫和灸中極**：用艾條溫和灸法灸治中極 10 ～ 15 分鐘。

4. **溫和灸三陰交**：用艾條溫和灸法灸治三陰交 10 ～ 15 分鐘。

臨證加減：濕熱下注者

1. 溫和灸三焦俞：

將燃著的艾灸盒放於三焦俞上灸治 10 ～ 15 分鐘，以局部皮膚潮紅為度。

2. 溫和灸委陽：

用艾條溫和灸法灸治委陽 10 分鐘，以局部溫熱為度。

臨證加減：瘀血阻滯者

1. 溫和灸膈俞：

將燃著的艾灸盒放於膈俞上灸治 10 ～ 15 分鐘，以皮膚潮紅為度。

2. 溫和灸血海：

用艾條溫和灸法灸治血海 10 分鐘，以局部溫熱為度。

大師有話說

　　前列腺炎患者要注意自我保健，加強身體鍛鍊，預防感冒，積極治療身體其他部位的感染，提高機體抗病力。還要注意清淡飲食，禁酒及辛辣刺激之物，以免引起前列腺充血；節制房事，忌性交中斷，可減輕前列腺充血。每日睡前熱水坐浴，定期進行前列腺按摩，可促進血液循環，有利炎性分泌物排出。

遺　精

　　上了大學之後，舍友們的電腦裏基本上都有幾部色情影片，互相傳來傳去，鄭同學就看了不少，看了之後比較亢奮，開學還沒幾個月，就開始睡不好，最近每天醒來床單都會濕了一塊，有時候半夜醒來床單就是濕的，有時候一個晚上會醒來兩三次，有時候是伴著做夢，有時候平白無故就遺精了。現在每天都感覺很困倦，老是想睡覺，上課聽不進去，還經常丟三落四，有時耳朵還嗡嗡作響。

什麼是遺精

　　遺精是指無性交而精液自行外泄的一種男性疾病。睡眠時精液外泄者為夢遺，清醒時精液外泄者為滑精，無論是夢遺還是滑精都統稱為遺精。一般成年男性遺精一週不超過 1 次屬正常的生理現象；如果一週數次或一日數次，並伴有精神萎靡、腰酸腿軟、心慌氣喘，則屬於病理性遺精。

遺精的成因

　　本病的發生，多由腎氣虛損、陰虛火旺、心脾勞傷、濕熱下注所致。遺精的發病機制，主要責之於心、肝、腎，其中與心、腎關係最為密切。

依症狀探疾病

腎虛不固型：遺精頻作，甚則滑精，面色無華，頭暈目眩，耳鳴，腰膝酸軟，畏寒肢冷。

心脾兩虛型：遺精常因思慮過多或勞倦而作，心悸怔忡，失眠健忘，面色萎黃，四肢倦怠，食少便塘。

選穴

主穴：腎俞、腰眼、命門、氣海

配穴：志室、太谿、心俞、脾俞

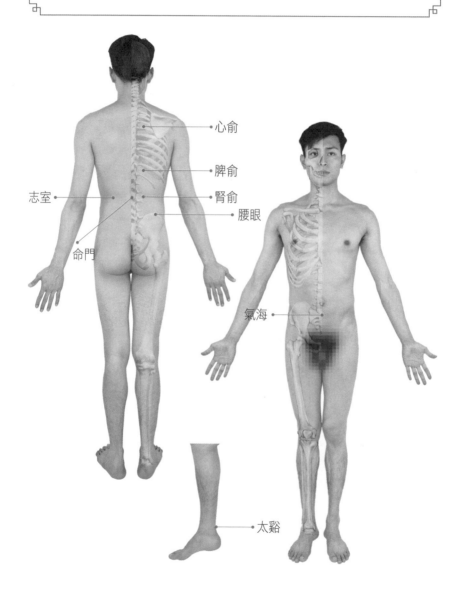

心俞

脾俞

腎俞

腰眼

志室

命門

氣海

太谿

艾灸基本步驟

1. **溫和灸腎俞**：將燃著的艾灸盒放於腎俞上灸治 10 ～ 15 分鐘。

2. **溫和灸腰眼**：將燃著的艾灸盒放於腰眼上灸治 10 ～ 15 分鐘。

3. **溫和灸命門**：將燃著的艾灸盒放於命門上灸治 10 ～ 15 分鐘。

4. **溫和灸氣海**：將燃著的艾灸盒放於氣海上灸治 10 ～ 15 分鐘。

臨證加減：腎虛不固者

1. **溫和灸志室：**

將燃著的艾灸盒放於志室上灸治 10 ～ 15 分鐘，以皮膚潮紅為度。

2. **溫和灸太谿：**

用艾條溫和灸法灸治太谿 10 分鐘，以局部溫熱為度。

臨證加減：心脾兩虛者

1. **溫和灸心俞：**

將燃著的艾灸盒放於心俞上灸治 10 ～ 15 分鐘，以皮膚潮紅為度。

2. **溫和灸脾俞：**

將燃著的艾灸盒放於脾俞上灸治 10 ～ 15 分鐘，以皮膚潮紅為度。

大師有話說

　　男性要有正確的性知識，不要經常性幻想或看色情讀物，以免使大腦皮層持續存在性興奮，從而誘發遺精。應避免經常手淫。積極治療尿道炎、龜頭炎等外生殖器及附屬性腺炎症，以免炎症或外在刺激誘發遺精。平時少穿緊身褲。仰臥入睡時不要蓋太重的被子，以免刺激或壓迫陰莖。平時多出去走走，豐富文體活動，多運動或勞作，轉移注意力。

早　泄

趙先生婚前與妻子在一起的最初幾年，性交的時間總是特別短。妻子雖不說什麼，但能感覺到她的強烈不滿。

趙先生經常自我安慰，男人開始時沒有經驗，所以不能堅挺持久。但婚後性生活無任何起色，時間久了，身上開始出現各種不適症狀，不僅性交時早泄，晚上睡覺的時候常常會遺精，白天醒來伴有頭暈目眩、心悸耳鳴、口燥咽乾。

什麼是早泄

早泄是指性交時間極短，或陰莖插入陰道就射精，隨後陰莖即疲軟，不能正常進行性交的一種病症，是一種最常見的男性性功能障礙。

早泄的成因

中醫學認為，早泄的病位在心、肝、脾、腎，先天稟賦不足，後天勞欲太過，久病，飲食不節，情志不遂等均能導致本病的發生，基本病機則為臟虛精關不固和濕熱擾動精關等。此病多由於房勞過度或頻繁手淫，導致腎精虧耗，腎陰不足，相火偏亢，或體虛羸弱，虛損遺精日久，腎氣不固，導致腎陰陽俱虛所致。

依症狀探疾病

濕熱下注型：性慾如常或亢進，精液稠厚，口苦口黏，小便黃赤、灼熱，舌紅，苔黃膩，脈弦數或滑數。

腎虛不固型：性慾偏低，精液較清稀，腰酸膝軟，夜尿頻多，或遺精，舌淡，脈細弱或沉弱。

選穴

主穴：腎俞、腰陽關、神闕、關元

配穴：陰陵泉、湧泉、脾俞、太谿

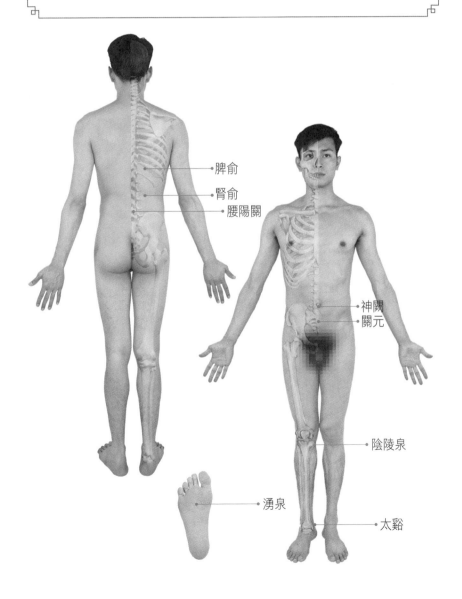

艾灸基本步驟

1. 溫和灸腎俞：將燃著的艾灸盒放於腎俞上灸治 10～15 分鐘。

2. 溫和灸腰陽關：將燃著的艾灸盒放於腰陽關上灸治 10～15 分鐘。

3. 溫和灸神闕：將燃著的艾灸盒放於神闕上灸治 10～15 分鐘。

4. 溫和灸關元：將燃著的艾灸盒放於關元上灸治 10～15 分鐘。

臨證加減：濕熱下注者

1. 溫和灸陰陵泉：
用艾條溫和灸法灸治陰陵泉 10 分鐘，以局部溫熱為度。

2. 溫和灸湧泉：
用艾條溫和灸法灸治湧泉 10 分鐘，以局部溫熱為度。

臨證加減：腎虛不固者

1. 溫和灸脾俞：
將燃著的艾灸盒放於脾俞上灸治 10～15 分鐘，以皮膚潮紅為度。

2. 溫和灸太谿：
用艾條溫和灸法灸治太谿 10 分鐘，以局部溫熱為度。

大師有話說

　　男性要對自己是否早泄有正確的認知，不宜自服「壯陽藥」，以免加重病情。自慰要適度，房事要節制。早泄者，應積極治療，取得妻子的諒解和包容，注重運動和飲食，避免因包皮過長、穿緊身內褲等刺激性器官，性交時不要過於興奮，也不要在過勞、酒後或心情不好時性交。

　　容易早泄的人，可用食補調養身體，如多吃豬肝、豬腰、黑芝麻等健脾補腎、調養氣血的食物，也可服用對症的藥酒。

陽　痿

　　黃先生和妻子結婚十幾年了，他們有一個乖巧的女兒，生活很幸福。可是從去年上半年開始，夫妻生活開始變得不和諧，因為工作壓力大，再加上年紀漸長，黃先生越來越感到力不從心，行房前陰莖萎軟不舉，有時候常伴有頭暈目眩、腰酸耳鳴、畏寒肢冷、精神萎靡、夜尿多。

　　黃先生想要去醫院治療可是又礙於面子，不敢去治療，最後自己去藥店買壯陽藥吃。誰知，藥吃得越多，病情反而越嚴重。

什麼是陽痿

　　陽痿即勃起功能障礙，是指在企圖性交時，陰莖勃起硬度不足以插入陰道，或陰莖勃起硬度維持時間不足以完成滿意的性生活。

　　男性勃起是一個複雜的過程，與大腦、激素、情感、神經、肌肉和血管等都有關聯，其中一個或多個原因都有可能導致男性勃起功能障礙。

陽痿的成因

　　素體陽虛，或老年腎虧，或房事過度，或久病傷腎等，會損傷腎臟陽氣，致使腎陽不足，對各臟腑的溫煦功能減弱，導致陽痿。

依症狀探疾病

命門火衰型：陽事不舉，精薄清冷，陰囊陰莖冰涼冷縮或局部冷濕，腰酸膝軟，頭暈耳鳴，畏寒肢冷，精神萎靡，面色㿠白。

心脾受損型：陽事不舉，精神不振，夜寐不安，健忘，胃納不佳，面色少華。

選穴

主穴：中極、關元、腎俞、腰陽關

配穴：命門、志室、心俞、脾俞

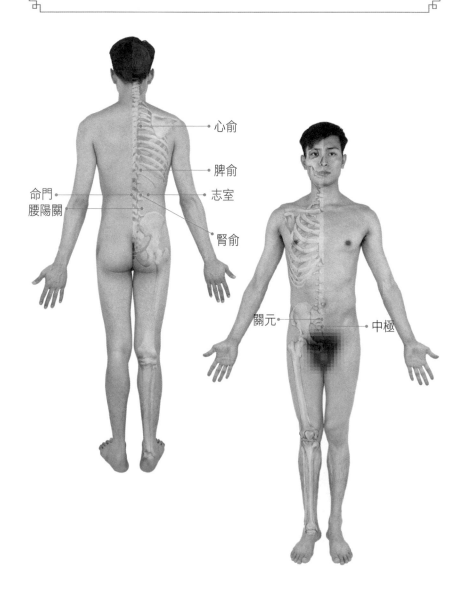

艾灸基本步驟

1. **溫和灸中極**：將燃著的艾灸盒放於中極上灸治 15 分鐘，以皮膚潮紅為度。

2. **溫和灸關元**：將燃著的艾灸盒放於關元上灸治 15 分鐘，以皮膚潮紅為度。

3. **溫和灸腎俞**：將燃著的艾灸盒放於腎俞上灸治 15 分鐘，以皮膚潮紅為度。

4. **溫和灸腰陽關**：將燃著的艾灸盒放於腰陽關上灸治 15 分鐘，以皮膚潮紅為度。

臨證加減：命門火衰者

1. 溫和灸命門：

將燃著的艾灸盒放於命門上灸治 10 ～ 15 分鐘，至局部溫熱為宜。

2. 溫和灸志室：

將燃著的艾灸盒放於志室上灸治 10 ～ 15 分鐘，至局部溫熱為宜。

臨證加減：心脾受損者

1. 溫和灸心俞：

用溫和灸法灸治心俞 10 ～ 15 分鐘，至局部溫熱為宜。

2. 溫和灸脾俞：

用溫和灸法灸治脾俞 10 ～ 15 分鐘，至局部溫熱為宜。

大師有話說

　　年輕的時候，不要因追求刺激或享受而頻繁手淫或性交，這容易使性系統、性器官長期處於超負荷工作狀態，應規律性生活，並做好性衛生保健。陽痿患者可先灸治早泄、肥胖等影響性生活質量的病症，避免自信心和自尊心受損。勞逸結合，規律生活，適量運動，正常飲食，才能有一個好身體和好的精神狀態。

慢性病症

高血壓

　　李老先生是一名高血壓患者，平時喜歡抽點菸、喝點小酒，白天很少出去走動，晚上和老伴待在家裏看電視。血壓升高時，他就會臨時吃點降壓藥。他經常感覺頭暈、頭痛，健忘，還時常失眠，容易煩躁發脾氣。前天早上，他的血壓突然升高，頓時感覺頭部眩暈，還好扶住了床架，不然摔倒後果就不堪設想了。

什麼是高血壓

　　高血壓是以動脈血壓升高為主要臨床表現的慢性全身性血管性疾病，血壓高於 140/90 毫米汞柱即可診斷為高血壓。

　　本病早期無明顯症狀，部分患者會出現頭暈、頭痛、心悸、失眠、耳鳴、乏力、顏面潮紅或肢體麻木等不適表現。

高血壓的成因

　　高血壓的病因主要為長期精神緊張或惱怒憂思，致肝鬱化火；恣食肥甘或飲酒過度，致痰濁內生；勞欲過度或年老體衰，致肝腎虧損。總之，上述病因使肝腎陰陽失調，邪於清竅發為本病。

依症狀探疾病

痰濁內蘊型： 血壓升高，頭痛昏蒙，或眩暈而見頭重如裹，胸脘滿悶，嘔惡痰涎，身重困倦，肢體麻木，心煩而悸。

氣滯血瘀型： 血壓升高，頭痛如刺，痛有定處，胸悶或痛，心悸怔忡，兩脅刺痛，四肢疼痛或麻木，夜間尤甚。

選穴

主穴：湧泉、太衝、足三里

配穴：豐隆、脾俞、血海、膈俞

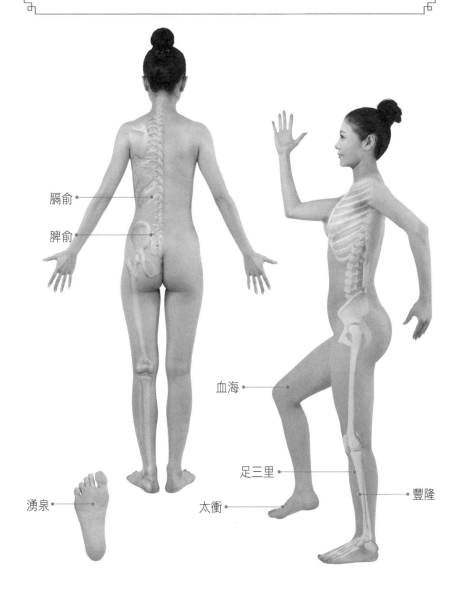

膈俞

脾俞

血海

足三里

豐隆

湧泉

太衝

艾灸基本步驟

1. **溫和灸湧泉**：找到湧泉，用艾條溫和灸法灸治 10～15 分鐘，以皮膚潮紅為度。

2. **溫和灸太衝**：用艾條溫和灸法灸治太衝 10～15 分鐘，以皮膚潮紅為度。

3. **懸灸足三里**：用懸灸法灸治足三里 10～15 分鐘，以皮膚潮紅為度。

臨證加減：痰濁內蘊者

1. 溫和灸豐隆：

用艾條溫和灸法灸治豐隆 10～15 分鐘，以皮膚潮紅為度。

2. 溫和灸脾俞：

將燃著的艾灸盒放於脾俞上灸治 10～15 分鐘，至局部溫熱為宜。

臨證加減：氣滯血瘀者

1. 溫和灸血海：

用艾條溫和灸法灸治血海 10～15 分鐘，以皮膚潮紅為度。

2. 溫和灸膈俞：

將燃著的艾灸盒放於膈俞上灸治 10～15 分鐘，至局部溫熱為宜。

大師有話說

　　高血壓常伴有頭暈頭痛症狀，若既往曾有過血壓升高的情況，須與頭部原發性不適症狀區別，辨症治療，以免延誤病情。更年期常會出現高血壓，可結合灸治方法加以治療。

　　高血壓患者一定要忌口，不能吃太多高熱量、高脂肪的食物，也要適量運動，增強心血管功能，要戒菸禁酒，還要放寬心胸。定期測量血壓，盡早積極治療，能預防心腦血管病症。

冠心病

　　黃老太七十幾歲時患上了冠心病，一直離不開吃藥，經常會出現心前區疼痛，痛以絞痛或壓榨痛為主，有時還會有憋悶感。疼痛從胸骨後或心前區開始，向上放射至左肩、臂，甚至小指和無名指，疼痛時含服硝酸甘油可緩解。之後黃老太先後犯過幾次病，幾次住院治療後，身體日漸衰弱。

什麼是冠心病

　　冠心病是由冠狀動脈發生粥樣硬化，導致心肌缺血的疾病，是中老年人心血管疾病中最常見的一種。冠心病的主要臨床特徵為心絞痛、心律不整、心肌梗塞及心力衰竭等，主要症狀有：胸骨後疼痛，呈壓榨樣、燒灼樣疼痛。中醫學認為本病的發生主要是因「氣滯血瘀」所致，與心、肝、脾、腎諸臟功能失調有關。

冠心病的成因

　　冠心病病因有內因和外因之分。內因為年老體衰，心脾腎氣血陰陽不足；外因為陰寒侵入、飲食不當、情志失調、勞累過度等，最終導致心血運行受阻，胸脈痹阻而胸痛。

依症狀探疾病

寒疑心脈型：猝然心痛如絞，或心痛徹背，背痛徹心，或感寒痛甚，心悸氣短，形寒肢冷，冷汗自出。

氣滯心胸型：心胸滿悶不適，隱痛陣發，痛無定處，時欲太息，遇情志不遂時容易誘發或加重，或兼有脘腹脹悶，得噯氣或矢氣則舒。

選穴

主穴：通里、內關、膻中、豐隆里

配穴：心俞、太淵、肝俞

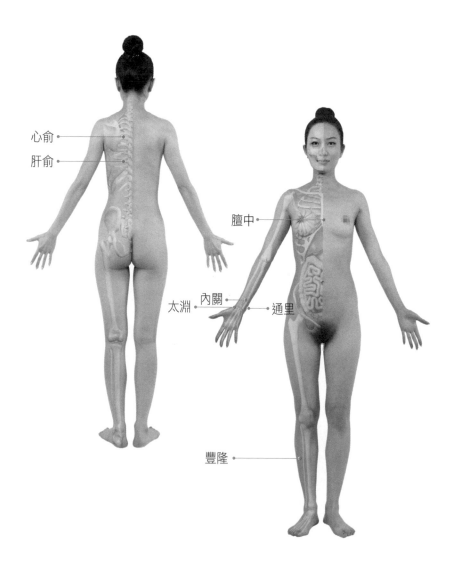

艾灸基本步驟

1. **迴旋灸通里**：用迴旋灸法灸治通里 10～15 分鐘，以出現循經感傳現象為度。

2. **迴旋灸內關**：用迴旋灸法灸治內關 10～15 分鐘，以出現循經感傳現象為度。

3. **懸灸膻中**：用懸灸法灸治膻中 10～15 分鐘，以皮膚有熱感為度。

4. **溫和灸豐隆**：用艾條溫和灸法灸豐隆 10～15 分鐘，以皮膚有熱感為度。

臨證加減：寒疑心脈者

1. **溫和灸心俞**：
將燃著的艾灸盒放於心俞上灸治 10～15 分鐘，至局部溫熱為宜。

2. **溫和灸太淵**：
用艾條溫和灸法灸太淵 10～15 分鐘，以皮膚有熱感為度。

臨證加減：氣滯心胸者

1. **溫和灸肝俞**：
將燃著的艾灸盒放於肝俞上灸治 10～15 分鐘，至局部溫熱為宜。

2. **溫和灸心俞**：
將燃著的艾灸盒放於心俞上灸治 10～15 分鐘，至局部溫熱為宜。

大師有話說

冠心病患者在冬天應隨時注意天氣變化，及時增添衣物。外出時最好戴口罩，並避免迎風疾走。在室內時，應避免將門窗開得過大，以防冷空氣刺激誘發心絞痛和心肌梗塞。

部分體質虛弱、大病初癒的冠心病患者可適當選用黨參、黃耆、附子、桂枝、人參、何首烏、枸杞子、天麻、冬蟲夏草等中藥，以及羊肉、銀耳、核桃、鵪鶉蛋、山藥等食物來進補。

高血脂症

　　何女士在幾年前的例行體檢中查出患有高血脂症，但是在平常生活中並沒有感到任何不適的地方。最近何女士明顯感覺到不適，總感覺頭暈、神疲乏力，做什麼也提不起勁，還老是失眠健忘，偶爾感覺肢體麻木、胸悶、心悸。

什麼是高血脂症

　　血脂主要是指血清中的膽固醇和甘油三酯。無論是膽固醇含量增高，還是甘油三酯含量增高，或是兩者皆增高，統稱為高血脂症。高血脂症可直接引起危害人體健康的疾病，如腦卒中、冠心病、心肌梗塞等危險病症，也是導致高血壓、糖尿病的危險因素。

高血脂症的成因

　　飲食不節，攝食過度，或咎食肥膩甘甜厚味；或生性喜靜，貪睡少動；或思慮傷脾，脾失健運，或鬱怒傷肝，肝失條達，氣機不暢；或年老體衰，房勞過度，辛勞憂愁；或體質稟賦等均可導致高血脂症。

選 穴 分 析

　　患有高血脂症的人，血液較黏滯，運行不順暢。

　　灸治腹部神闕、關元，能減輕外周血管阻力，增加腎血流量，加快血液循環，促進血脂的利用，疏通血脈。

　　灸治足三里，能健脾胃、化痰濕、袪熱毒、活血脈、通經絡，減少血脂在體內堆積，通暢血管。

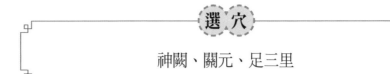

選穴

神闕、關元、足三里

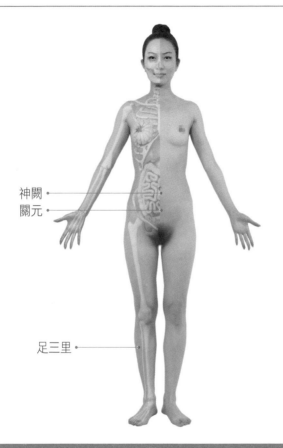

神闕
關元

足三里

艾灸基本步驟

1. **溫和灸神闕**：將燃著的艾灸盒放於神闕上灸治 10 ～ 15 分鐘，至局部皮膚潮紅為止。

2. **溫和灸關元**：將燃著的艾灸盒放於關元上灸治 10 ～ 15 分鐘，至局部皮膚潮紅為止。

3. **溫和灸足三里**：用溫和灸法灸治足三里 10 ～ 15 分鐘，以局部皮膚出現紅暈為度。

糖尿病

　　張先生身材微胖，頭頂微禿，經常參加各種聚會，幾乎每餐都是大魚大肉，喜歡各種名貴香菸和酒。每天開車上班，很少運動。工作長時間盯著電腦，回到家就躺在沙發上看電視。

　　張先生每年體檢都正常，只是血糖稍微有點超出正常值，上個月他查出患有糖尿病，沒想到這麼年輕就得了「老年病」。張先生說，他經常有口乾、口渴、尿頻量多的感覺，每餐的飯量越來越大了，但是體重卻在直線下降。

什麼是糖尿病

　　糖尿病是由於血中胰島素相對不足，導致血糖過高，出現糖尿，進而引起脂肪和蛋白質代謝紊亂的常見的內分泌代謝性疾病。臨床上可出現多尿、煩渴、多飲、多食、消瘦等表現，持續高血糖與長期代謝紊亂等可導致肝、腎、心血管系統及神經系統的損害及其功能障礙或衰竭。

糖尿病的成因

　　稟賦不足、飲食失節、咨食肥甘、情志過極、房事不節、熱病之後勞欲過度等原因均可導致糖尿病。

依症狀探疾病

肺熱津傷型：多見於疾病初起，來勢較急，口渴多飲，甚則渴飲無度，咽乾舌燥，多食，容易饑餓，或胃脘嘈雜，形體消瘦，小便頻數色黃，舌苔薄黃膩或黃燥。

胃火熾盛型：多食善饑，胃中嘈雜，煩熱，汗多，形體消瘦，大便乾結，小便量多。

選穴

主穴：大椎、肺俞、脾俞、神闕

配穴：太谿、照海、中脘、內庭

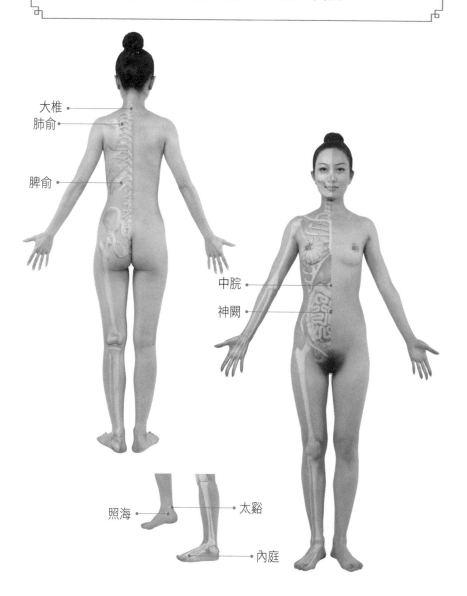

大椎

肺俞

脾俞

中脘

神闕

照海　　太谿

內庭

艾灸基本步驟

1.溫和灸大椎：將燃著的艾灸盒放於大椎上灸治 10 ～ 15 分鐘。	
2.溫和灸肺俞：將燃著的艾灸盒放於肺俞上灸治 10 ～ 15 分鐘。	
3.溫和灸脾俞：將燃著的艾灸盒放於脾俞上灸治 10 ～ 15 分鐘。	
4.溫和灸神闕：將燃著的艾灸盒放於神闕上灸治 10 ～ 15 分鐘。	

臨證加減：肺熱津傷者

1.溫和灸太谿：

用艾條溫和灸法灸太谿 10 ～ 15 分鐘，以皮膚有熱感為度。

2.溫和灸照海：

用艾條溫和灸法灸照海 10 ～ 15 分鐘，以皮膚有熱感為度。

臨證加減：胃火熾盛者

1.溫和灸中脘：

將燃著的艾灸盒放於中脘上灸治 10 ～ 15 分鐘，至局部溫熱為宜。

2.溫和灸內庭：

用艾條溫和灸法灸內庭 10 ～ 15 分鐘，以皮膚有熱感為度。

大師有話說

　　糖尿病患者應適當參加文娛活動、體育運動和體力勞動，可促進糖的利用，減輕胰島負擔。盡量選擇無糖食品、高纖維食物，如粗糧、含纖維多的蔬菜。大豆及其豆製品也是很好的選擇，因為豆製品所含蛋白質量多質好，不含膽固醇，具有降脂作用，故可代替部分動物性食品，如肉類等。苦瓜、凍乾桑葉、洋蔥、香菇、柚子、南瓜可降低血糖，是糖尿病人最理想的食物。

哮　喘

　　歡歡今年 7 歲了，在他 3 歲時就查出患有哮喘，每次發病時都是靠氣管擴張劑來緩解。哮喘發作時，歡歡會突然上氣不接下氣，不停地大口喘氣，面色蒼白，胸悶氣短，容易出汗。這次天氣轉涼，歡歡又發病了。

什麼是哮喘

　　哮喘是指喘息、氣促、咳嗽、胸悶等症狀突然發生，或原有症狀急劇加重，常出現呼吸困難，以呼氣量降低為其發病特徵，這些症狀經常在患者接觸煙霧、香水、油漆、灰塵、寵物、花粉等刺激物之後發作，夜間和（或）清晨症狀易加劇。也可由呼吸道感染所誘發。

哮喘的成因

　　外邪襲肺，肺氣不宣，煙塵、花粉的刺激，導致肺氣壅阻。寒凝津液或熱蒸津液成痰，痰阻氣道，氣道不暢、肺氣不宣，發為哮喘。

依症狀探疾病

風寒閉肺型：喘息，呼吸氣促，胸部脹悶，咳嗽，痰多稀薄色白，兼有頭痛，鼻塞，無汗，惡寒，或伴發熱，口不渴。

肺氣虛弱型：喘促短氣，氣怯聲低，喉有鼾聲，咳聲低弱，痰吐稀薄，自汗畏風，極易感冒。

選穴

主穴：中府、膻中、定喘、肺俞

配穴：風門、列缺、大椎、氣海

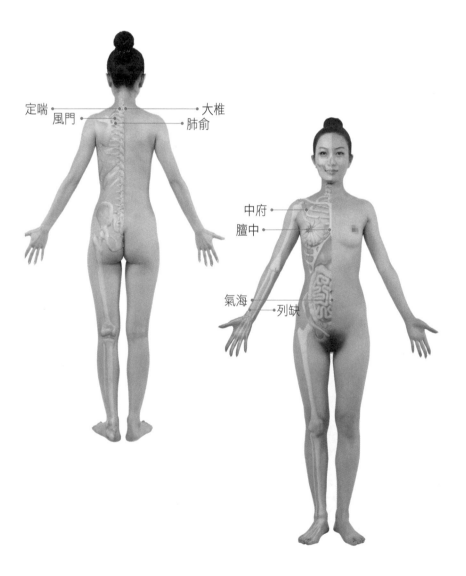

艾灸基本步驟

1. **溫和灸中府**：用艾條溫和灸法灸治中府 10 ～ 15 分鐘，以皮膚潮紅為度。

2. **溫和灸膻中**：用艾條溫和灸法灸治膻中 10 ～ 15 分鐘，以皮膚潮紅為度。

3. **溫和灸定喘**：將燃著的艾灸盒放於定喘上灸治 10 ～ 15 分鐘，以皮膚潮紅為度。

4. **溫和灸肺俞**：將燃著的艾灸盒放於肺俞上灸治 10 ～ 15 分鐘，以皮膚潮紅為度。

臨證加減：風寒閉肺者

1. 溫和灸風門：

將燃著的艾灸盒放於風門上灸治 10 ～ 15 分鐘，至局部皮膚潮紅為止。

2. 溫和灸列缺：

用艾條溫和灸法灸治列缺 10 ～ 15 分鐘，以皮膚潮紅為度。

臨證加減：肺氣虛弱者

1. 溫和灸大椎：

用溫和灸法灸治大椎 10 ～ 15 分鐘，至局部皮膚潮紅為止。

2. 溫和灸氣海：

將燃著的艾灸盒放於氣海上灸治 10 ～ 15 分鐘，至局部皮膚潮紅為止。

大師有話說

　　外感風熱或邪毒誘發哮喘，一般不灸。對艾煙敏感者，一般不灸。哮喘伴有支氣管炎者，應在哮喘發作緩解後，積極治療支氣管炎。哮喘發作嚴重或持續不緩解者，應配合藥物治療，積極查找病因，盡早從根源上解決問題。

　　呼吸不順暢或血氧含量少，很容易誘發哮喘，因此，哮喘者應盡量少去人群密集和空氣品質差的地方。

中風後遺症

　　張老先生一年前不幸患上了腦中風，幸好當時家人及時把他送往醫院，經過醫生的全力搶救，總算保住了性命，卻留下了後遺症。張老先生中風以後便一直癱瘓在床，言語含糊不利，與家人的溝通交流也很困難，生活完全不能自理。

什麼是中風後遺症

　　中風是以突然口眼歪斜，言語含糊不利，肢體出現運動障礙，半身不遂，不省人事為特徵的一類疾病。

　　中醫學認為，本病多因平素氣血虛衰，在心、肝、腎三經陰陽失調的情況下，情志鬱結，起居失宜所致。

中風後遺症的成因

　　精神狀態不協調（緊張、抑鬱、焦慮等）、生活方式不科學（缺少合理的運動、生活起居缺少規律等），肥胖、年齡及遺傳等均為其始動與促進因素。其中尤以過食與活動減少為主要病因。

選　穴　分　析

　　中風後，患側肌肉收縮無力，血液流動緩慢，久而患側肢體失養萎縮，灸治神闕、關元、足三里，能很好地健脾益氣、固本培元，達到溫補身體、溫通經絡、濡養氣血之效。中風多因內風或外風上擾頭目，迫血而出所致，受風容易加重症狀，灸治風池能很好地改善頭部血液循環，加快瘀血的吸收。

選穴

神闕、關元、足三里、風池

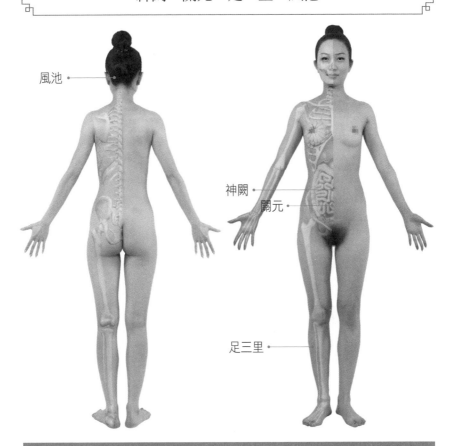

風池

神闕
關元

足三里

艾灸基本步驟

1. **溫和灸神闕**：將燃著的艾灸盒放於神闕上灸治 10 ～ 15 分鐘，以皮膚潮紅為度。

2. **溫和灸關元**：將燃著的艾灸盒放於關元上灸治 10 ～ 15 分鐘，以皮膚潮紅為度。

3. **懸灸足三里**：用懸灸法灸治足三里 10 ～ 15 分鐘，以皮膚潮紅為度。

4. **懸灸風池**：用懸灸法灸治風池 10 ～ 15 分鐘，以皮膚潮紅為度。

慢性胃炎

　　于先生去年查出得了胃炎，醫生給他開了不少藥，吃完一個療程之後，病情有了一定改善。但是一不注意，又會舊病復發。前段時間由於經常加班，三餐不定時，壓力特別大時，就靠吸菸、喝酒來緩解。一段時間過後，他發現每次吃飯前，胃脘陣陣劇痛，飯後又減輕了，並且感覺特別的疲勞。到了半夜，胃又開始疼痛，根本無法入睡。

什麼是慢性胃炎

　　慢性胃炎是一種常見病，係指不同病因引起的各種慢性胃黏膜炎性病變，其發病率在各種胃病中居首位。

　　大多數病人常無症狀或有程度不同的消化不良症狀，如上腹隱痛、食慾減退、餐後飽脹、反酸等。

慢性胃炎的成因

　　本病的發生多與飲食不節和情志失調有關。可因嗜食辛辣、長期飲酒、飲食生冷而損傷脾胃；或因憂思傷脾、憤怒傷肝，肝胃不和，導致本病。

選 穴 分 析

　　中脘為八會穴之腑會，為胃之募穴，可用治一切腑病（胃、膽、胰腺、大小腸），尤以胃的疾患為先，能和胃健脾、降逆利水；梁門能和胃理氣、健脾調中；足三里極具養生價值，能健脾和胃、扶正培元。諸穴合用，能有效緩解慢性胃炎。

中脘、梁門、足三里

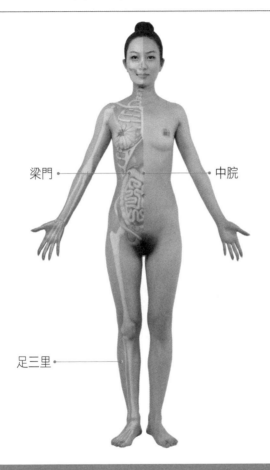

梁門 ● ━━━━━━ ● 中脘

足三里 ● ━━━━━━

艾灸基本步驟

1. **溫和灸中脘**：將燃著的艾灸盒放於中脘上灸治 10～15 分鐘，以皮膚潮紅為度。

2. **溫和灸梁門**：將燃著的艾灸盒放於梁門上灸治 10～15 分鐘，以皮膚潮紅為度。

3. **溫和灸足三里**：用艾條溫和灸法灸治足三里 10 分鐘，以局部出現紅暈為度。

頸肩腰腿病症

頸椎病

程女士近幾天總感覺脖子、背部、手臂酸疼，以為是工作太累導致的，便請假休息了一天，但並沒有好轉。來到醫院，醫生讓她試著回頭看，她直說疼；又拉著她的手往後背靠，更是疼得她差點流出了眼淚。透過問診，程女士還有手指酸脹、畏寒喜熱等症狀。

什麼是頸椎病

頸椎病又稱頸椎綜合徵，多因頸椎骨、椎間盤及其周圍纖維結構損害，致使頸椎間隙變窄，關節囊鬆弛，內平衡失調。

主要臨床表現為頭、頸、肩、臂、上胸背疼痛或麻木、酸沉、放射性痛，伴有頭暈、無力，上肢及手感覺明顯減退，部分患者出現明顯的肌肉萎縮。

頸椎病的成因

久病體弱，肝血不足，腎精虧損，經脈失去濡養，可致肢體筋膜弛緩，手足痿軟無力，不能隨意運動，從而導致頸椎病。

依症狀探疾病

落枕型：發作時頸項疼痛，延及上背部，不能俯仰旋轉，個別合並有眩暈或偏頭痛者，每次發作三五天後，可有一段時間緩解，外感風寒濕則病情加重。

痹證型：一側肩臂放射到手的疼痛、麻木或肌肉萎縮，兩臂麻痛較少見，頭部微偏向患側。風寒及勞累可加重症狀，夜間症狀加重，常選擇患側在上的側臥睡姿。

選穴

主穴：大椎、大抒、天宗、風池、肩井、曲池

配穴：頸百勞、肩中俞、肩髃

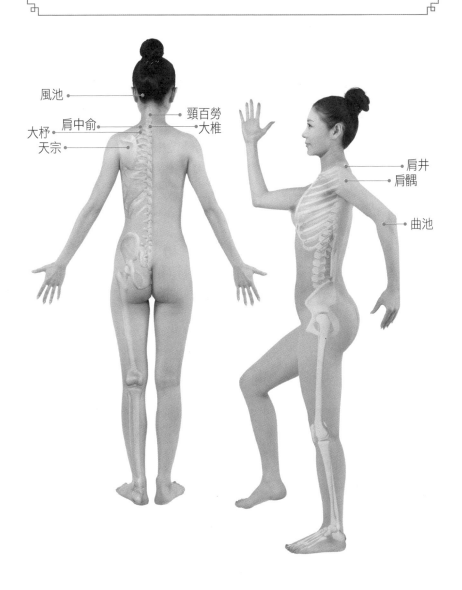

風池

肩中俞　　　　　　頸百勞

大抒　　　　　　　大椎

天宗

肩井

肩髃

曲池

艾灸基本步驟

1. **溫和灸大椎、大杼、天宗**：用艾灸盒溫和灸治大椎、大杼、天宗 10 ～ 15 分鐘，以肩背舒適為宜。

2. **溫和灸風池**：用艾條溫和灸治兩側風池穴各 10 ～ 15 分鐘，以頭清項舒為度。

3. **溫和灸肩井**：用艾條溫和灸治兩側肩井穴各 10 ～ 15 分鐘，以肩頸靈便為宜。

4. **溫和灸曲池**：用艾條溫和灸治兩側曲池穴各 10 ～ 15 分鐘，以熱感上傳為佳。

臨證加減：落枕型

1. 迴旋灸頸百勞：
用艾條迴旋灸法灸治兩側頸百勞各 10 ～ 15 分鐘。

2. 溫和灸肩中俞：
用艾條溫和灸法灸治兩側肩中俞各 10 ～ 15 分鐘，以肩頸有溫熱感為度。

臨證加減：痹證型

1. 溫和灸肩髃：
用艾條溫和灸法灸治兩側肩髃各 10 ～ 15 分鐘，以局部有熱感為度。

2. 溫和灸肩中俞：
用艾條溫和灸法灸治兩側肩中俞各 10 ～ 15 分鐘，以頸肩有溫熱感為度。

大師有話說

　　交感神經型頸椎病較少見，症狀多不典型，灸法可參考神經衰弱。頸椎病發病原因複雜，症狀較多，發病越來越年輕化，多由「低頭族」引起，低頭幹活、學習、玩手機，不良的工作、生活習慣導致頸部氣血經絡不通，引起疼痛麻木。

　　預防頸椎病應從生活細節做起，從小事做起，保護好我們的頸椎，不讓小問題變成大毛病。

肩周炎

　　前陣子一直下暴雨，蘇女士感覺自己的肩膀突然間很痛，做任何事都覺得非常吃力。

　　剛開始肩膀只是隱隱作痛，但過了幾天，連最簡單、輕鬆的家務活都不能做了。尤其到了晚上，因為平時睡覺有左側睡的習慣，總覺得朝左側臥的時候肩膀痛得厲害，根本無法入睡。

什麼是肩周炎

　　肩周炎是肩部關節囊和關節周圍軟組織的一種退行性、炎症性慢性疾患。主要臨床表現為患肢肩關節疼痛，晝輕夜重，活動受限，日久肩關節肌肉可出現廢用性萎縮。

肩周炎的成因

　　肩周炎在中醫學屬痺症範圍，以風寒濕三氣雜合、慢性損傷、外傷為主要致病因素，但「邪之所湊，其氣必虛」，因此，除外邪所湊、外傷、勞損外，也與患者身體虛弱、腠理空疏，年老肝腎不足、飲食勞倦內傷，而致氣血虛弱、精氣不足等因素相關。

依症狀探疾病

外感風寒型：肩部疼痛，痛牽扯肩、背、臂、頸，有拘急感，天冷或受涼加重，得熱減輕，肩部活動受限，壓痛明顯。

痰濕阻絡型：肩痛綿綿難癒，筋骨疼痛，有沉重感，痛處拒按，活動受限，陰雨天或遇冷疼痛加重，得熱則舒，舌淡，苔白膩，脈細濡。

選穴

主穴：天宗、肩髃、肩髎、肩井、曲池、後谿

配穴：大椎、風池、合谷、陽池

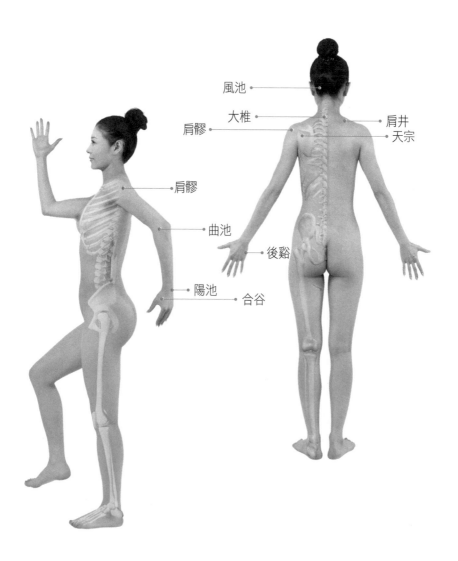

艾灸基本步驟

1. **隔薑灸天宗**：用艾條隔薑灸法灸治天宗 10 ～ 15 分鐘，以肩背溫熱舒適為宜。

2. **迴旋灸肩髃、肩髎、肩井**：用艾條迴旋灸法灸治兩側肩髃、肩髎、肩井各 10 ～ 15 分鐘，以肩部溫熱靈便為宜。

3. **隔薑灸曲池**：用艾條隔薑灸法灸治曲池 10 ～ 15 分鐘，以熱感上傳為佳。

4. **溫和灸後谿**：用艾條溫和灸法灸治後谿 10 ～ 15 分鐘，以熱感上傳肩頸為佳。

臨證加減：外感風寒者

1. **溫和灸大椎：**
用艾灸盒溫和灸治大椎 10 ～ 15 分鐘，以局部溫熱為度。

2. **迴旋灸風池：**
用艾條迴旋灸法灸治兩側風池各 10 ～ 15 分鐘，以肩頸舒適為度。

臨證加減：痰濕阻絡者

1. **溫和灸陽池：**
用艾條溫和灸治兩側合谷各 10 ～ 15 分鐘。

2. **溫和灸合谷：**
用艾條溫和灸治兩側合谷各 10 ～ 15 分鐘，以熱感上傳、痛感減輕為度。

大師有話說

　　隔薑灸需在薑片上穿刺數孔。肩周炎發病人群不固定於中老年人，如老師、勞工、廚師等肩臂長時間固定於一個姿勢或負重大、活動頻繁的人，也很容易患上此病。

　　生活中應注意保養肩部，適量活動，不要拿或扛過重的東西，能減少職業病所致的肩周炎。

落枕

很多人有過這樣的經歷：早上一覺醒來突然發現脖子無法自由扭動了，就是我們常說的「落枕」。前天，老李便遇到了這種情況，早上起來發現脖子很疼並且轉動困難。老李說由於晚上太熱了，就把空調打開了，風口對著脖子吹了一個晚上。

什麼是落枕

落枕多因睡臥時體位不當，造成頸部肌肉損傷。臨床主要表現為頸項部強直酸痛不適，不能轉動自如，並向一側歪斜，甚則疼痛牽引患側肩背及上肢。

落枕的成因

落枕病因主要有兩個方面：一是肌肉扭傷，如夜間睡眠姿勢不良，頭頸長時間處於過度偏轉的位置；或因睡眠時枕頭不合適，使傷處肌筋強硬不和，氣血運行不暢，局部疼痛不適，動作明顯受限等。二是感受風寒，如睡眠時受寒，盛夏貪涼，使頸背部氣血凝滯，筋絡痹阻，以致僵硬疼痛，動作不利。

選 穴 分 析

落枕多為局部頸項肩背僵痛，偶有上肢不適，灸治病痛部位周邊的大椎、肩中俞、肩外俞，能有效改善局部氣血循環，祛風散邪、疏通經絡，緩解僵痛。懸鐘為膽經俞穴，灸治懸鐘，可清膽熱、疏肝風、通經絡、治骨病，能有效緩解內外風動、經絡瘀阻、關節不利所致的落枕疼痛。

選穴

大椎、肩中俞、肩外俞、懸鐘

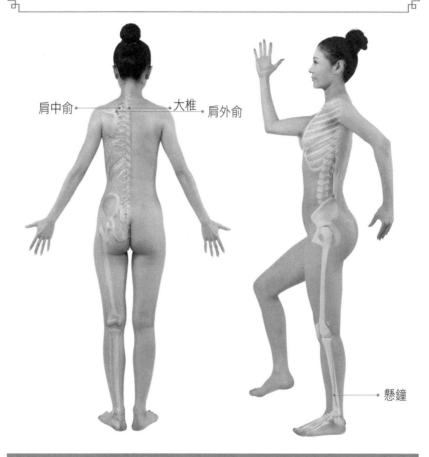

肩中俞　　大椎
肩外俞
懸鐘

艾灸基本步驟

1. **迴旋灸大椎**：用艾條迴旋灸法灸治大椎穴 10 ～ 15 分鐘，以頸部溫熱為宜。

2. **迴旋灸肩中俞、肩外俞**：用艾條迴旋灸法灸治兩側肩中俞、肩外俞各 10 ～ 15 分鐘，以肩頸舒適為宜。

3. **迴旋灸懸鐘**：用艾條迴旋灸法灸治懸鐘穴 10 ～ 15 分鐘，以熱感上傳為佳。

4. **溫和灸氣海**：將燃著的艾灸盒放於氣海上灸治 15 分鐘，以皮膚潮紅為度。

膝關節炎

老宋年輕的時候喜歡爬山，每到節假日，常常和朋友到處爬山。前幾年的一次爬山活動中他不慎把膝蓋弄傷了，當時傷口沒處理好，後來膝蓋不時疼痛，一遇到寒冷刺激時，膝蓋疼痛得就更厲害了。

什麼是膝關節炎

膝關節炎是最常見的關節炎，是軟骨退行性病變和關節邊緣骨贅的慢性進行性退化性疾病。以軟骨磨損為主要病因，在發病的前期沒有明顯的症狀。繼之，其主要症狀為膝關節深部疼痛、壓痛，關節僵硬僵直、麻木、伸屈不利，無法正常活動。

膝關節炎的成因

中醫學認為，一是因慢性勞損、受寒或輕微外傷所致。當人體肌表、關節、經絡遭受風寒濕侵襲或因勞損、外傷因素，致局部氣機阻滯、血行不暢而引起筋骨、肌肉、關節處疼痛、酸楚、麻木或屈伸不利。二是因年老體弱、肝腎虧損、氣血不足而致。

選 穴 分 析

膝關節炎為局部疼痛，梁丘、膝眼、足三里、委中居於膝關節上下左右前後的位置，灸治這些穴位，能通經絡、利關節、止痹痛。而膝關節炎多因磨損、免疫不足或骨關節退變所致，灸治足三里能健脾胃、生氣血、強骨骼；灸治湧泉、承山，能加強下肢血液循環，改善膝蓋處炎症。

選穴

梁丘、膝眼、足三里、委中、承山、湧泉

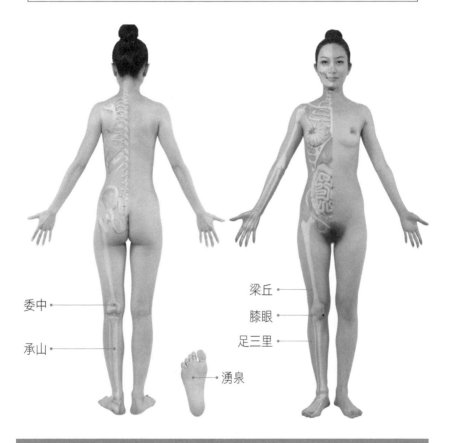

委中

承山

梁丘

膝眼

足三里

湧泉

艾灸基本步驟

1. **迴旋灸梁丘、膝眼、足三里：**用艾條迴旋灸法繞膝灸治兩側內外膝眼和梁丘、足三里各 10 ～ 15 分鐘，以局部溫熱為度。

2. **溫和灸委中、承山：**用艾灸盒溫和灸治兩側委中、承山穴各 10 ～ 15 分鐘，以膝關節溫熱舒適為宜。

3. **溫和灸湧泉：**用艾條溫和灸治兩側湧泉穴各 10 ～ 15 分鐘，以熱感上傳為宜。

腳踝疼痛

鄭同學高考之後與同學們一起去畢業旅行，旅行期間品嚐各地美食讓她胖了十斤。鄭同學想著要在開學之前瘦回來，於是每天晨跑 5 公里，夜跑 5 公里，就這樣連續跑了一週後，鄭同學的腳踝出現了疼痛。平時慢走還感受不到什麼不適感，但只要開始跑步，腳踝就疼到受不了。

什麼是腳踝疼痛

腳踝疼痛即踝關節疼痛，是指由於劇烈的運動，踝關節過度的蹠屈、背伸、內外翻造成關節軟骨損傷。嚴重者可造成腳踝滑膜炎、創傷性關節炎等疾病。

腳踝疼痛的成因

導致腳踝疼痛的原因很多，一是踝關節嚴重扭傷後導致慢性不穩定；二是軟骨損傷引起的滑膜炎；三是類風濕性關節炎、骨性關節炎以及痛風性關節炎等病症都能導致腳踝疼痛。

選 穴 分 析

不管是什麼原因引起的腳踝疼痛，都有局部瘀阻不通，灸治踝關節周圍的經穴太谿、照海、三陰交，能有效改善局部血液循環，疏通經絡，減少疼痛，有炎症的還能促進炎症的消除。

腳部的血管和淋巴在小腿上段的外側匯聚，隔薑灸治此處的足三里，能改善下肢循環，減少血管瘀阻。

選穴

氣海、膈俞、足三里

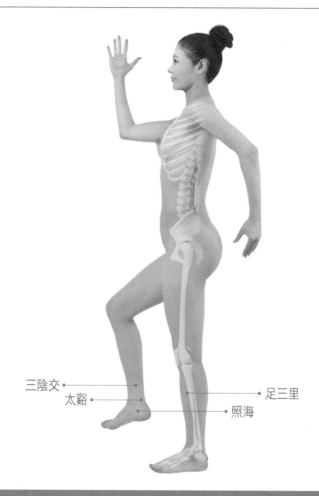

三陰交
太谿
照海
足三里

艾灸基本步驟

1. **隔薑灸足三里**：用艾條隔薑灸法灸治兩側足三里穴各 10 ～ 15 分鐘。

2. **迴旋灸太谿、照海**：用艾條迴旋灸法灸治兩側太谿、照海穴各 10 ～ 15 分鐘。

3. **溫和灸三陰交**：用艾條溫和灸治兩側三陰交穴各 10 ～ 15 分鐘。

風濕性關節炎

　　田阿姨患有風濕性關節炎多年了，身上的一些大關節，如膝、肩、肘、腕、踝等經常出現紅腫疼痛，有時候肩關節出現肌肉酸痛，一會又感覺疼痛跑到膝關節去了，有時幾個關節同時疼痛，讓她苦不堪言。

什麼是風濕性關節炎

　　風濕性關節炎是一種急性或慢性結締組織性炎症。多以急性發熱及關節疼痛起病，好發於膝、踝、肩、肘、腕等大關節部位，以病變局部呈現紅、腫、灼熱，肌肉游走性酸楚、疼痛為特徵。疼痛游走不定，可由一個關節轉移到另一個關節，部分病人也會出現幾個關節同時發病，一般不會遺留後遺症，卻會經常反覆發作。

風濕性關節炎的成因

　　風濕關節炎在中醫學中稱為「痹證」「曆節風」「鶴膝風」等。痹病的產生與外邪、飲食、生活環境有關，風寒濕邪外襲，凡氣候變化無常，冷熱交錯，或居處潮濕，涉水冒雨或邪直入肌肉關節筋脈皆可致病。

依症狀探疾病

風勝行痹型：肢體關節、肌肉酸痛，上下左右關節游走不定，屈伸不利，以上肢為多見，以冷痛為多，亦可輕微熱痛，或見惡風寒，苔薄，脈浮或浮緊。

寒勝痛痹型：關節疼痛較劇，甚至關節不可屈伸，遇冷痛甚，得熱則減，痛處多固定，亦可游走，痛處皮色不紅，觸之不熱，苔薄白，脈弦緊。

選穴

主穴：膝眼、足三里、曲池、太谿、照海、肩髃

配穴：大椎、風門、神闕

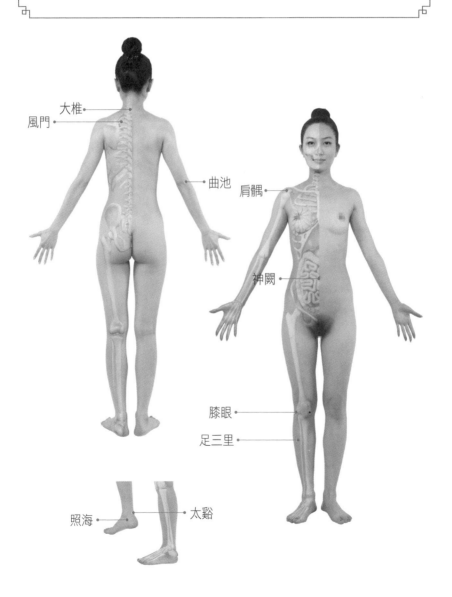

艾灸基本步驟

1.迴旋灸膝眼、足三里：用艾條迴旋灸法灸治膝眼、足三里 10 ～ 15 分鐘。

2.溫和灸曲池：用艾條溫和灸治曲池 10 ～ 15 分鐘。

3.迴旋灸太谿、照海：用艾條迴旋灸法灸治太谿、照海 10 ～ 15 分鐘。

4.迴旋灸肩髃：用艾條迴旋灸法灸治肩髃 10 ～ 15 分鐘。

臨證加減：風勝行痹者

1. 溫和灸大椎：

用艾灸盒溫和灸治大椎 10 ～ 15 分鐘，以局部溫熱舒適為度。

2. 溫和灸風門：

用艾灸盒溫和灸治風門 10 ～ 15 分鐘，以腰背舒適為宜。

臨證加減：寒勝痛痹者

溫和灸神闕：

用艾灸盒溫和灸治神闕 10 ～ 15 分鐘，以局部溫熱舒適為度。

大師有話說

　　風濕性關節炎屬熱痹者，見關節紅腫熱痛，得冷則舒，故一般不灸患處，可找出體內熱毒來源而加以灸治拔除熱毒。

　　此病多為風寒濕邪所擾，患病一段時間後或年老者，身體多虛，故在灸除風寒濕邪、疏通氣血經絡的同時，可多灸治強壯保健穴（即前文中所提到的十大艾灸保健穴）。

腰酸背痛

李先生是外來務工人員，由於學歷不高，平常只能做一些搬磚或者給人搬家等體力工作，長此以往，身體便有些吃不消。近幾日，李先生感覺自己精神不佳，腰酸背痛，渾身無力，休息一段時間才有所好轉。

什麼是腰酸背痛

腰酸背痛是指脊柱骨和關節及其周圍軟組織等病損的一種症狀，通常由於日間勞累加重，休息後可減輕，日積月累，可使肌纖維變性，甚而少量撕裂，形成疤痕或纖維索條或黏連，遺留長期慢性腰背痛。

腰酸背痛的成因

中醫學認為，本病因感受寒濕、濕熱、氣滯血瘀、腎虧體虛或跌仆外傷所致。

先天稟賦不足，加之勞役負重，或者久病體虛，或者年老體衰，或者房事不節，以致腎之精氣虧虛，腰背失養，而發生腰痛。

依症狀探疾病

腎虛腰痛型：腰酸背痛，畏寒肢冷，小便清長，大便稀塘，或手足心熱、煩熱胸悶、潮紅汗出。

風寒濕痹型：腰酸背痛，穿衣稍緩，多伴怕冷、惡風、咳嗽、疼痛等症狀。

選穴

主穴：腎俞、志室、大腸俞、八髎、神闕

配穴：湧泉、脾俞、肺俞、大椎

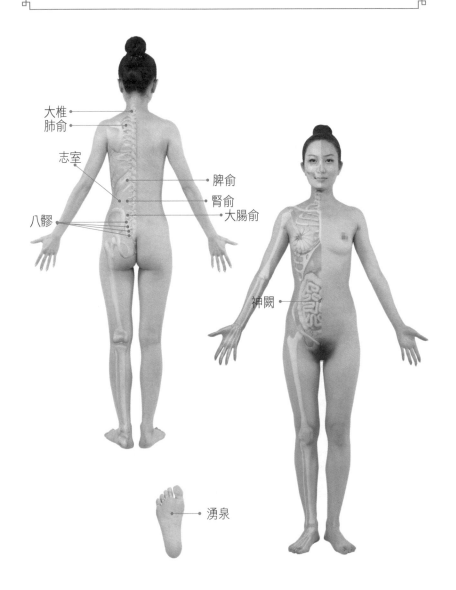

大椎
肺俞
志室
八髎

脾俞
腎俞
大腸俞

神闕

湧泉

艾灸基本步驟

1. **溫和灸腎俞、志室：**用艾灸盒溫和灸治兩側腎俞、志室 10 ～ 15 分鐘，以腰背溫熱為宜。

2. **溫和灸大腸俞、八髎：**用艾灸盒溫和灸治兩側大腸俞、八髎 10 ～ 15 分鐘，以局部皮膚潮紅溫熱為度。

3. **溫和灸神闕：**用艾灸盒溫和灸治神闕穴 10 ～ 15 分鐘，以熱感透背為佳。

臨證加減：腎虛腰痛者

1. 溫和灸湧泉：

用艾條溫和灸法灸治兩側湧泉各 10 ～ 15 分鐘，以熱感傳腰為佳。

2. 溫和灸脾俞：

用艾灸盒溫和灸治兩側脾俞 10 ～ 15 分鐘，以熱感透腹為佳。

臨證加減：風寒濕痹者

1. 溫和灸肺俞：

用艾灸盒溫和灸治兩側肺俞 10 ～ 15 分鐘，以局部溫熱舒適為度。

2. 溫和灸大椎：

用艾灸盒溫和灸治大椎 10 ～ 15 分鐘，以腰背舒適為宜。

大師有話說

　　腰酸背痛是臨床常見症狀，大多是過勞引起的，一般臥床休息即能緩解。很多人因為床墊不適合或睡姿問題，也容易導致腰酸背痛，但多為短暫性的，換床睡或換姿勢睡即可緩解。

　　當然，我們最好選擇適合自己的床墊硬度，平時睡覺也盡量採取側臥姿勢，以減少腰酸背痛的發生。若非外因引起而經常腰酸背痛的人，需灸治強壯補益的要穴，如前文中的十大保健要穴，能強健體魄、疏通經絡。

腰椎間盤突出

胡先生在港口做搬運工，從上個月開始，胡先生開始感覺到腰部有疼痛感，有時候還會延伸到大腿，之前也出現這樣的情況，但過幾天疼痛感就消失了，就沒有在意。但這次已經持續一個月了，於是胡先生去醫院檢查，醫生說是腰椎間盤突出。

什麼是腰椎間盤突出

腰椎間盤突出症是指由於腰椎間盤退行性改變後彈性下降而膨出椎間盤纖維環破裂髓核突出，壓迫神經根、脊髓而引起的以腰腿痛為主的臨床特徵，主要臨床症狀為腰痛，可伴有臀部、下肢放射狀疼痛。

腰椎間盤突出的成因

腰椎間盤突出多由三種原因造成，一是人體長期過勞或過度負重引起的腰部勞損，二是常處於濕潤和低溫的環境下引起氣血運作不暢的腰部受邪，三是肝腎損傷引起的筋骨失榮。

選 穴 分 析

腰椎間盤突出，常壓迫坐骨神經，引起下肢放射痛，故灸治腰背部和下肢神經分布處的經穴腎俞、大腸俞、八髎、委中、陽陵泉，能有效緩解局部腫脹疼痛。

腰椎間盤突出，多因骨關節退行性改變、韌帶（筋）鬆弛所致，多與脾腎虧虛、筋骨不壯有關，灸治腎俞能補腎壯骨，灸治陽陵泉能強筋健骨。

選穴

腎俞、大腸俞、委中、陽陵泉、八髎

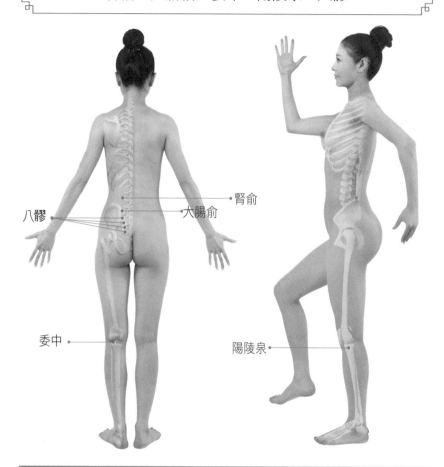

艾灸基本步驟

1. **溫和灸腎俞、大腸俞**：用艾灸盒溫和灸治腎俞和大腸俞穴 10 ～ 15 分鐘，以局部溫熱為宜。
2. **溫和灸委中、陽陵泉**：用艾灸盒溫和灸治兩側委中、陽陵泉穴各 10 ～ 15 分鐘，以腰腿舒適為宜。
3. **溫和灸八髎**：用艾灸盒溫和灸治八髎穴 10 ～ 15 分鐘，以溫熱痛減為宜。

坐骨神經痛

很多女生即使在寒冷的冬天也會把腳脖子露出來，楊女士也是這樣。

最近，楊女士由於腳脖子受寒，引起左下肢後側急性疼痛，疼痛呈持續性刀割樣，咳嗽或走路時疼痛就會加劇。上醫院檢查，醫生說是因為受寒引起的坐骨神經痛。

什麼是坐骨神經痛

坐骨神經由腰 5 至骶 3 神經根組成，坐骨神經痛指坐骨神經病變，沿坐骨神經通路即腰部、臀部、大腿後側、小腿後外側和足外側發生的疼痛症狀群，呈燒灼樣或刀刺樣疼痛，夜間痛感加重。

典型表現為一側腰部、臀部疼痛，並向大腿後側、膕窩、小腿後外側延展。

坐骨神經痛的成因

中醫學認為，本病發生是因為腠理不密，風寒濕熱之邪乘虛侵襲，邪留經絡，正氣為邪所阻，氣血凝滯，阻塞經絡，不通則痛。

選 穴 分 析

灸療能很好地疏通氣血經絡，解除神經壓迫，緩解神經炎症腫脹，調整神經功能，緩解神經性疼痛不適。

兩側穴位同灸，不僅能灸治患側經穴，還能由中樞脊神經調節，有效地緩解患側不適。且灸治腎俞、足三里、陽陵泉，能減少神經發炎或腰椎病變壓迫神經引起的坐骨神經痛。

選穴

腎俞、次髎、殷門、委中、足三里、陽陵泉

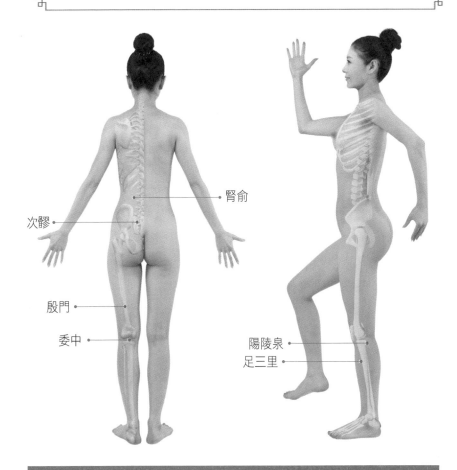

艾灸基本步驟

1. 溫和灸腎俞、次髎： 用艾灸盒溫和灸治腎俞、次髎各 10 ～ 15 分鐘。

2. 溫和灸殷門： 用艾灸盒溫和灸治殷門穴 10 ～ 15 分鐘。

3. 溫和灸委中： 用艾灸盒溫和灸治委中穴 10 ～ 15 分鐘。

4. 迴旋灸足三里、陽陵泉： 用艾條迴旋灸法灸治足三里、陽陵泉 10 ～ 15 分鐘。

五官皮膚病症

鼻炎（鼻竇炎）

方先生自小就對花粉過敏，一到春天百花齊放的季節，他的鼻子就開始不舒服，經常鼻子一癢，就連續不斷地打幾個甚至十幾個噴嚏，連帶水樣的鼻涕止不住地流出來。

一天下來鼻子被擤得紅紅的，人也無精打采，頭暈腦脹，沒食慾，白天無法正常工作，晚上也睡不好覺。

什麼是鼻炎

鼻子位於呼吸道的最外面，鼻子不通會嚴重影響呼吸，用張口呼吸替代容易損傷咽喉和氣管。

鼻炎或鼻竇炎，常出現鼻塞、流涕、嗅覺減退、頭痛、咽痛等症狀，很容易轉變成慢性炎症。常因受寒、勞累、接觸過敏原而誘發，或因秋冬季空氣中病毒、微生物強襲而發病。

鼻炎的成因

中醫學認為鼻炎多因臟腑功能失調，再加上外感風寒，邪氣侵襲鼻竅而致。此病往往纏綿難癒，一則是正虛而邪戀，二則是外邪久客，化火灼津而痰濁阻塞鼻竅。

依症狀探疾病
肺經風熱型：鼻流黃涕或黏白、量多，嗅覺減退，發熱，惡寒，頭痛，咳嗽，痰多，舌紅，苔微黃，脈浮數。
脾經濕熱型：鼻流黃涕，濁而量多，鼻塞，嗅覺減退，頭暈頭重，胸腔脹悶，小便黃，舌紅，苔黃膩，脈滑數。

選穴

主穴：上星、百會、風池、迎香、合谷

配穴：大椎、列缺、脾俞、陰陵泉

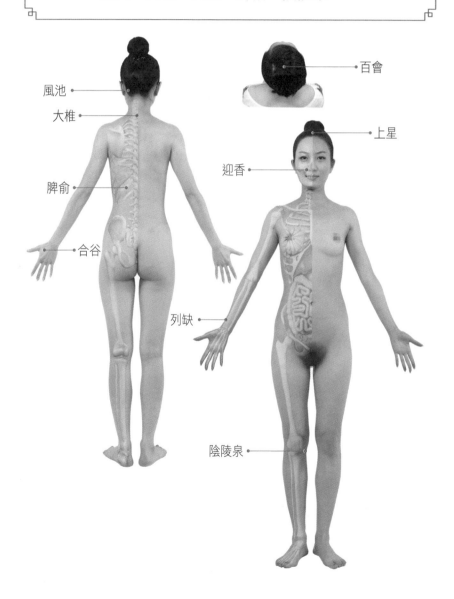

艾灸基本步驟

1. **迴旋灸上星、百會**：用艾條迴旋灸法灸治上星、百會各 10 ～ 15 分鐘。

2. **迴旋灸風池**：用艾條迴旋灸法灸治兩側風池各 10 ～ 15 分鐘。

3. **迴旋灸迎香**：用艾條迴旋灸法灸治兩側迎香穴各 10 ～ 15 分鐘。

4. **直接灸合谷**：用艾炷直接灸治合谷穴各 10 ～ 15 分鐘，以熱感上傳為佳。

臨證加減：肺經風熱者

1. **雀啄灸大椎**：

用艾條雀啄灸法灸治大椎 10 ～ 15 分鐘，以呼吸順暢為度。

2. **溫和灸列缺**：

用艾條溫和灸法灸治列缺 10 ～ 15 分鐘，以有熱感為度。

臨證加減：脾經濕熱者

1. **溫和灸脾俞**：

用艾灸盒溫和灸治脾俞 10 ～ 15 分鐘，以身輕涕少為佳。

2. **溫和灸陰陵泉**：

用艾條溫和灸法灸治陰陵泉 10 ～ 15 分鐘，以局部溫熱為宜。

大師有話說

鼻炎患者本身就容易感冒，因為身體免疫力比一般人低，很容易受到感冒病毒的侵襲，而且一旦感冒以後，鼻炎的症狀就會加重，會更加難受。所以在平日裏，要提高自身抵抗力，減少感冒的概率，還要注意氣候變化，以免鼻炎症狀加劇。

牙　痛

　　高女士曾進行過牙科檢查，並未發現蛀牙等牙齒疾病，但偶爾會出現牙痛，每次牙痛發作時，都是服用止痛片來緩解痛苦。有一次，高女士半夜牙痛突然發作，連續服用止痛片卻不管用。本以為喝一杯熱茶會有所緩解，沒想到過了沒多久牙齦都腫了。後來又試了用冰水冷敷，疼痛總算減輕了。

什麼是牙痛

　　牙痛又稱齒痛，是一種常見的口腔科疾病。其主要原因是由牙齒本身、牙周組織及頜骨的疾病等所引起的。臨床主要表現為牙齒疼痛、齲齒、牙齦腫脹、齦肉萎縮、牙齒鬆動、牙齦出血等。遇冷、熱、酸、甜等刺激，則疼痛加重。

牙痛的成因

　　中醫學認為，牙痛是外感風邪、胃火熾盛、腎虛火旺、蟲蝕牙齒等原因所致。或因風火邪毒侵犯，傷及牙體及牙齦肉，邪聚不散，氣血滯留，瘀阻脈絡而為病；或因胃火素盛，又嗜食辛辣，或風熱邪毒外犯，引動胃火循經上蒸牙床，傷及齦肉或因腎陰虧損，虛火上炎，灼爍牙齦，骨髓空虛，牙失榮養，致牙齒浮動而痛。

依症狀探疾病

胃熱熾盛型：牙齒痛甚，牙齦紅腫或出膿滲血，牽及頜面疼痛、頭痛，口渴、口臭，大便秘結，舌紅苔黃，脈滑數。

腎虛火旺型：牙齒隱隱微痛，牙齦微紅、微腫，久則牙齦萎縮、牙齒鬆動，伴有心煩失眠、眩暈，舌紅嫩，脈細數。

選穴

主穴：翳風、頰車、耳門、顴髎、合谷、大椎、風池

配穴：內庭、地倉、湧泉、三陰交

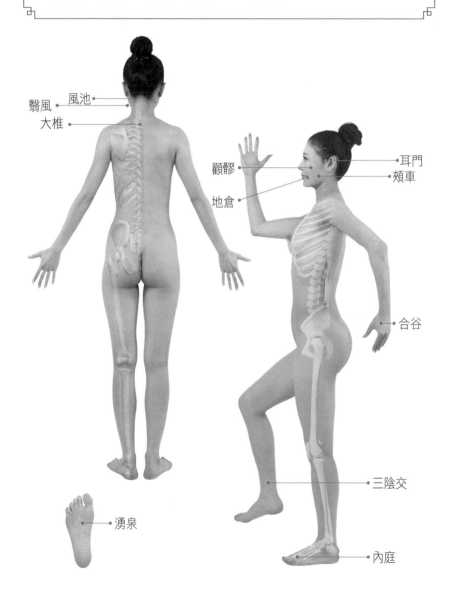

翳風
風池
大椎

顴髎
地倉

耳門
頰車

合谷

三陰交

湧泉

內庭

艾灸基本步驟

1. 迴旋灸翳風、頰車：用艾條迴旋灸法灸治翳風、頰車 10～15 分鐘。

2. 迴旋灸耳門、顴髎：用艾條迴旋灸法灸治耳門、顴髎 10～15 分鐘。

3. 溫和灸合谷：用艾條溫和灸治合谷 10～15 分鐘。

4. 懸灸大椎、風池：將艾條懸於大椎、風池上灸治 10～15 分鐘。

臨證加減：胃熱熾盛者

1. 雀啄灸內庭：

用艾條雀啄灸法灸治內庭 15 分鐘，以局部溫熱為度。

2. 懸灸地倉：

將艾條懸於地倉上灸治 10～15 分鐘，以牙痛減輕為佳。

臨證加減：腎虛火旺者

1. 溫和灸湧泉：

用艾條溫和灸治湧泉 15 分鐘，以有熱感上傳為佳。

2. 溫和灸三陰交：

用艾條溫和灸治三陰交 15 分鐘，以局部溫熱為宜。

大師有話說

　　牙痛患者要注意口腔衛生，養成「早晚刷牙，飯後漱口」的良好習慣。發現蛀牙，要及時治療。睡前不宜吃糖、餅乾等食物。宜多吃清胃火及清肝火的食物，如南瓜、西瓜、荸薺、芹菜、白蘿蔔等，忌酒及熱性食品，勿吃過硬食物，少吃過酸、過冷、過熱食物。

中耳炎

　　唐先生在家閒著無事就喜歡掏耳朵，但是，兩個星期前，唐先生在掏耳朵時因為用力不當，導致耳朵流血，本以為血止住就沒事了，沒想到上個星期開始，耳朵流膿了。買了些消炎藥吃，剛開始還有點效果，但是這兩天吃消炎藥也不管用了。

什麼是中耳炎

　　中耳炎可分為化膿性及非化膿性兩大類。

　　化膿性中耳炎以耳內流膿為主要表現，同時還伴有耳內疼痛、胸悶等症狀。化膿性中耳炎又有急性和慢性之分。

　　非化膿性中耳炎包括分泌性中耳炎、氣壓損傷性中耳炎等。特異性炎症比較少見，如結核性中耳炎等。中耳炎屬於中醫「膿耳」「聤耳」的範疇。

中耳炎的成因

　　肝膽失調，清氣不舒，風毒熱邪趁勢入侵體內，循少陽經絡上蒸，以致熱鬱血絡，邪毒侵耳，炎灼鼓膜，以生炎症。

選　穴　分　析

　　中耳炎為耳內炎症病變，灸治耳周經穴耳門、翳風、風池，能清熱疏風、疏通經絡，改善耳部血循環，加快炎症的消除；灸治合谷，能清除頭面熱證，利耳開竅；灸治足三里、陰陵泉，能健脾祛濕、增強免疫力，減少中耳炎的發病，減少耳內滲液。諸穴合用能預防中耳炎發作，加快其癒合。

選穴

耳門、翳風、合谷、風池、足三里、陰陵泉

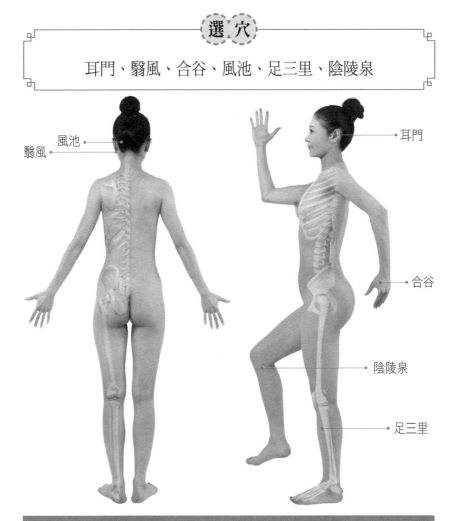

風池
翳風
耳門
合谷
陰陵泉
足三里

艾灸基本步驟

1. **迴旋灸耳門、翳風**：用艾條迴旋灸法灸治耳門、翳風 10 ～ 15 分鐘，以局部溫熱為宜。

2. **懸灸合谷**：將艾條懸於兩側合谷上灸治 10 ～ 15 分鐘，以熱感上傳為佳。

3. **迴旋灸風池**：用艾條迴旋灸法灸治風池 10 ～ 15 分鐘，以局部溫熱為宜。

4. **懸灸足三里、陰陵泉**：將艾條分別懸於足三里、陰陵泉上，各灸治 10 ～ 15 分鐘，以局部溫熱為宜。

口腔潰瘍

黃同學上大學之後每個月都會和同學們出去聚餐，不是火鍋就是燒烤，無辣不歡。

從去年開始，黃同學的口腔裏反反覆覆長潰瘍，雖說每次噴點西瓜霜就能緩解，但是頻繁地復發讓他有苦難言。

什麼是口腔潰瘍

口腔潰瘍又稱「口瘡」，因不講衛生或飲食不當，也可能是因身體關係造成的舌尖或口腔黏膜產生發炎、潰爛，而導致進食不暢所致。常見症狀是在口腔內唇、舌、頰黏膜、齒齦、硬顎等處出現白色或淡黃色大小不等的潰爛點，常伴有煩躁不安、身體消瘦、發熱等症狀。

口腔潰瘍的成因

內臟功能紊亂導致脾胃功能失和，心肝胃火旺盛，體內積存大量毒素不能有效代謝，逆反於口腔，虛火上炎，從而導致口腔潰瘍。

選 穴 分 析

灸治足三里、三陰交、太谿、湧泉，能健脾益氣、補腎滋陰、增強免疫力，防治口腔潰瘍。

口腔發炎潰爛，多伴有熱證，灸治太衝、湧泉，能清熱解毒、疏通經絡、消炎止痛。諸穴合用，能補正氣、祛邪毒，加快口腔潰瘍的癒合，減少潰瘍的發生。

選穴

足三里、三陰交、太谿、太衝、湧泉

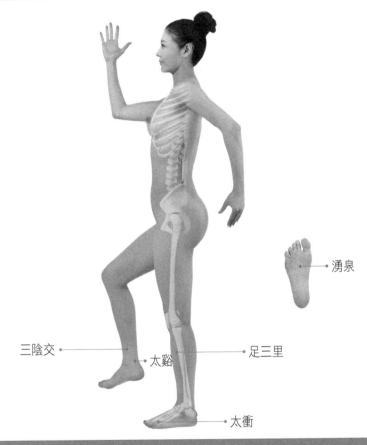

湧泉

三陰交
太谿
足三里
太衝

艾灸基本步驟

1. **溫和灸足三里、三陰交**：用艾條溫和灸治兩側足三里、三陰交各 10 ～ 15 分鐘，以局部溫熱為宜。

2. **溫和灸太谿**：用艾條溫和灸治兩側太谿各 10 ～ 15 分鐘，以局部溫熱為宜。

3. **溫和灸太衝**：用艾條溫和灸治兩側太衝各 10 ～ 15 分鐘，以局部溫熱為宜。

4. **溫和灸湧泉**：用艾條溫和灸治兩側湧泉各 10 ～ 15 分鐘，以熱感上傳為宜。

三叉神經痛

　　章先生半年前出現「牙痛」，但他覺得這種牙痛很奇怪，疼痛發作時右部同側的耳朵伴頭部及顏面皆痛，常疼得坐立不安，徹夜不能入睡。到醫院檢查後才知道他患的根本不是牙痛，而是三叉神經痛。

什麼是三叉神經痛

　　三叉神經痛是最常見的腦神經疾病，多發生於中老年人，右側頭面部多於左側。

　　主要特點是：發病驟發、驟停，呈刀割樣、燒灼樣、頑固性、難以忍受的劇烈性疼痛。說話、洗臉、刷牙、微風拂面，甚至走路時都會導致陣發性劇烈疼痛。疼痛歷時數秒或數分鐘，疼痛呈週期性發作，發作間歇期同常人一樣。

三叉神經痛的成因

　　中醫學認為，三叉神經痛是五臟六腑失調，氣血不暢，三陽經筋受邪，風、火、痰、毒阻斷耳面經絡，壓迫並損傷三叉神經、牙神經所致的奇痛頑症。

依症狀探疾病

胃火上攻型：面頰呈陣發性劇痛，遇熱誘發，痛如火燎肉裂，齦腫口臭，煩躁不安，口渴喜飲。

肝火上炎型：患側頻發電擊樣疼痛，痛時面紅目赤，煩躁易怒，怒則發作，脅肋作脹，口苦咽乾。

選穴

主穴：顴髎、頰車、地倉、翳風、風池、大椎

配穴：合谷、內庭、行間、太衝

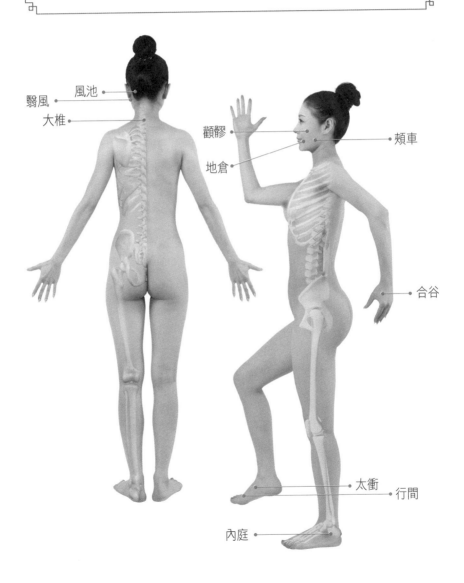

艾灸基本步驟

1. **迴旋灸顴髎、頰車、地倉**：用迴旋灸法一同灸治顴髎、頰車、地倉各10～15分鐘。

2. **懸灸翳風**：用懸灸法灸治翳風10～15分鐘。

3. **懸灸風池**：用懸灸法灸治風池10～15分鐘。

4. **溫和灸大椎**：用燃著的艾灸盒灸治大椎10～15分鐘。

臨證加減：胃火上攻者

1. **溫和灸合谷**：

找到合谷，用艾條溫和灸法灸治10～15分鐘。

2. **溫和灸內庭**：

找到內庭，用艾條溫和灸法灸治10～15分鐘。

臨證加減：肝火上炎者

1. **溫和灸行間**：

找到行間，用艾條溫和灸法灸治10～15分鐘。

2. **溫和灸太衝**：

找到太衝，用艾條溫和灸法灸治10～15分鐘。

大師有話說

三叉神經痛患者最好以流食為主，每日五至六餐，應配置高蛋白高糖流質食物，如牛奶沖藕粉、牛奶沖蛋花等，使患者有飽足感。不宜食用洋蔥、大蒜、韭菜等刺激性食物。忌酒、酸辣食物、濃茶、咖啡、人參補品與過涼、過熱、油炸食物。

面神經麻痺

　　從五月開始，高溫來襲，全國各地開始進入了「燒烤模式」，去醫院就診的面神經麻痺患者也開始增多，而導致面神經麻痺的原因就是吹空調。吳先生就是其中一員。

　　一天晚上，吳先生夜跑回家洗完澡後打開空調，躺在床上對著空調口，邊吹空調邊看電視，不知不覺就睡著了。第二天早晨起床出現耳後跳痛、左口角麻木流涎、左眼睜不開等症狀，隨即到醫院神經內科檢查，被診斷為面神經麻痺。

什麼是面神經麻痺

　　面神經麻痺也叫面癱。臨床主要表現為患側面部肌癱瘓，眼裂大，眼瞼不能閉合，流淚，鼻唇溝變平坦，口角下垂，流涎，不能皺額蹙眉，額紋消失，鼓腮漏氣，示齒困難，部分病人耳或乳突部有疼痛感。

面神經麻痺的成因

　　中醫學認為，本病多因風寒之邪侵襲面部經絡，致使經絡阻滯、營衛失調、氣血不和、經脈失養所致。

依症狀探疾病

風寒襲絡型：突然眼瞼閉合不全，伴惡風寒、發熱、肢體拘緊、肌肉關節酸痛。
風熱襲絡型：突然眼瞼閉合不全，伴口苦、咽乾微渴、肢體肌肉酸楚。

選穴

主穴：四白、顴髎、下關、聽宮、翳風

配穴：風門、列缺、大椎、曲池

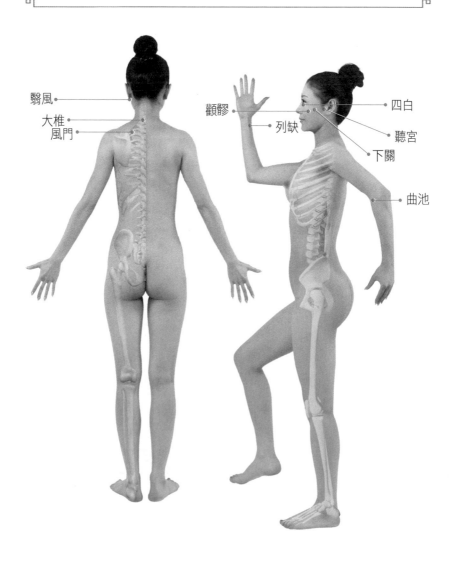

艾灸基本步驟

1. 迴旋灸四白、顴髎、下關、聽宮：用迴旋灸法來回灸治四白、顴髎、下關、聽宮各 10～15 分鐘。

2. 懸灸翳風：用懸灸法灸治翳風 10～15 分鐘。

臨證加減：風寒襲絡者

1. 溫和灸風門：

找到風門，用艾條溫和灸法灸治 10～15 分鐘。

2. 溫和灸列缺：

找到列缺，用艾條溫和灸法灸治 10～15 分鐘。

臨證加減：風熱襲絡者

1. 溫和灸大椎：

找到大椎，用艾條溫和灸法灸治 10～15 分鐘。

2. 溫和灸曲池：

找到曲池，用艾條溫和灸法灸治 10～15 分鐘。

大師有話說

　　面神經麻痹患者需補充鈣及 B 群維生素。鈣不僅對骨骼和智力有益，還能促進肌肉及神經功能正常。

　　由於面神經疾病患者主要是面神經傳導障礙而導致肌肉萎縮，所以補鈣很重要，排骨、深綠色蔬菜、蛋黃、海帶、芝麻、水果、胡蘿蔔、西瓜、奶製品等都富含鈣質，平時可以多食用。

面肌痙攣

　　李先生由於工作調動，升職為分公司的經理，工作壓力比以前大了不少。

　　自去年開始，李先生的右側面部出現痙攣，發作時眼瞼緊閉，伴有眼乾眼澀等不適症狀，講話或情緒緊張時，嘴角往上抽，嚴重時臉部肌肉都在跳動。

什麼是面肌痙攣

　　面肌痙攣又稱面肌抽搐，表現為一側面部肌肉不自主地抽搐。抽搐呈陣發性且不規則，程度不等，可因疲倦、長期精神緊張、精神壓力及自主運動等因素而加重。通常侷限於眼瞼部或頰部、口角，嚴重者可涉及整個側面部。

面肌痙攣的成因

　　中醫學認為本病係肝風內動或血虛生風，擾亂面部經脈，侵襲經絡，使一側面部經脈氣血阻滯失於營運所致。足陽明之脈挾口環唇，足太陽之脈起於目內眥，陽明血氣虛弱，太陽外中於風，風邪阻於頭面經絡，瀦留不去，而致面肌痙攣抽搐。

選 穴 分 析

　　顴髎在上頜神經支上，下關在下頜神經支上，故灸治以上兩穴，能調節面神經功能，緩解其神經性不適。面肌痙攣多由受風或受寒引起，翳風有聰耳通竅、益氣補陽的作用，灸治翳風可以很好地祛風散寒通絡，改善面部不適。

選穴

顴髎、下關、翳風

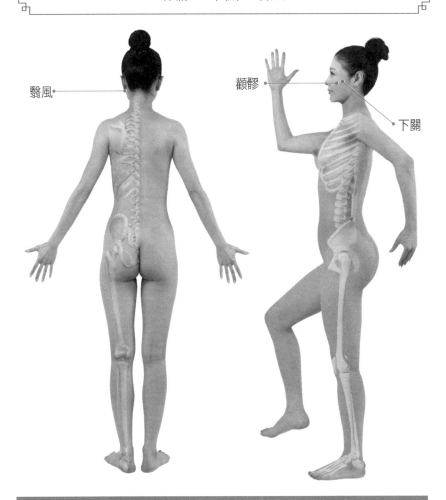

翳風

顴髎

下關

艾灸基本步驟

1. **溫和灸顴髎**:用溫和灸法灸治顴髎 10 ～ 15 分鐘。

2. **溫和灸下關**:用溫和灸法灸治下關 10 ～ 15 分鐘。

3. **懸灸翳風**:用懸灸法灸治翳風 10 ～ 15 分鐘。

麥粒腫

季同學平常喜歡戴美瞳（一種著色的隱形眼鏡），一天至少戴10個小時。最近，季同學的眼睛上長了一個麥粒腫，開始只是輕微的紅腫，於是她就買了眼藥水滴，沒想到卻不見好，如今眼睛上長了一個硬疙瘩，好像黃豆粒大小。

什麼是麥粒腫

麥粒腫分為外麥粒腫和內麥粒腫。前者是睫毛毛囊部的皮脂腺的急性化膿性炎症，發病初期，眼瞼局部有紅腫，有硬結，有明顯的脹疼、壓痛，數日後硬結逐漸軟化。

後者是睫毛毛囊附近的瞼板腺的急性化膿性炎症，發病初期，眼瞼紅腫，疼痛感較重。

麥粒腫的成因

風邪外襲，客於胞瞼而化熱，風熱煎灼津液，變生瘡癤；過食辛辣炙腐，脾胃積熱，循經上攻胞瞼，致營衛失調，氣血凝滯，局部釀膿；或脾虛濕盛、鬱久化熱，濕熱蘊結於胞瞼而致。

選 穴 分 析

長「針眼」時，切忌擠壓，治療以清熱解毒、散結止痛為主，多在早期膿未成時進行灸療。

灸治眼周的太陽、魚腰、承泣，以促進血液及淋巴循環，消散腫物；灸治合谷、後谿，能清熱瀉火、通絡止痛；灸治風池、大椎可以清熱息風。

選穴

後谿、合谷、風池、大椎、太陽、魚腰、承泣

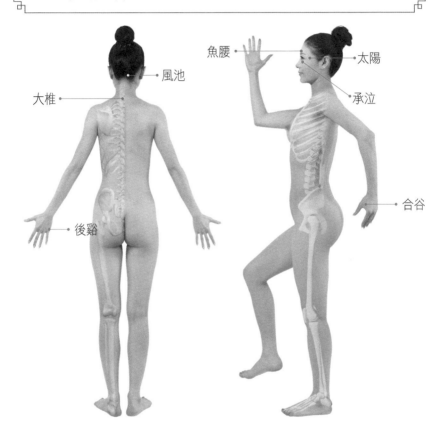

魚腰　太陽

風池

大椎

承泣

後谿

合谷

艾灸基本步驟

1. **雀啄灸後谿、合谷**：用艾條雀啄灸法灸治後谿、合谷各 10～15 分鐘，以局部溫熱為宜。

2. **迴旋灸風池、大椎**：用艾條迴旋灸法灸治風池、大椎各 10～15 分鐘。

3. **迴旋灸太陽、魚腰、承泣**：用艾條迴旋灸法灸治太陽、魚腰、承泣各 10～15 分鐘，以局部溫熱為宜。

4. **迴旋灸頰車**：用艾條迴旋灸法灸治頰車 10～15 分鐘，以局部溫熱為宜。

帶狀疱疹

譚先生今年50歲，前幾日不知道為何右邊胸口皮膚出現疼痛灼熱感，繼而可見疱疹累累如串珠，呈帶狀橫形排列，灼痛難忍，睡覺都睡不好，去醫院檢查發現是帶狀疱疹。

帶狀疱疹是什麼

帶狀疱疹是由水痘帶狀疱疹病毒引起的急性炎症性皮膚病。以沿單側周圍神經分布的簇集性小水疱為特徵，常伴有明顯的神經痛。發病前期，常有低熱、乏力症狀，發疹部位有疼痛、燒灼感，持續 1～3 天。

三叉神經帶狀疱疹可出現牙痛。本病春秋季的發病率較高，發病率隨年齡增大而顯著上升。

帶狀疱疹的成因

多因情志不遂，飲食失調，以致脾失健運，濕濁內停，鬱而化熱，濕熱搏結，兼感毒邪而發病。

選 穴 分 析

帶狀疱疹多發於腰部，偶發於腰上。灸治合谷能清熱解毒、通絡止痛，多用於腰上病灶。

灸治腰部阿是穴（即痛點）、帶脈，能清熱祛濕、通絡止痛，多用於疱疹消除後遺留的疼痛。

灸治陽陵泉、俠谿，能清肝利膽、清熱祛濕、通絡止痛，能加快水泡的消除，緩解病變處的疼痛。

選 穴

合谷、帶脈、陽陵泉、俠谿

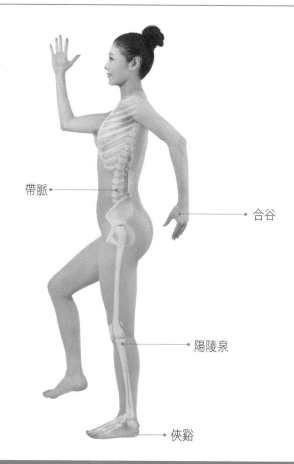

帶脈 •

合谷

陽陵泉

俠谿

艾灸基本步驟

1. **隔蒜灸合谷**：用艾條隔蒜灸法灸治合谷 10 ～ 15 分鐘，以局部溫熱為宜。

2. **迴旋灸帶脈**：用艾條迴旋灸治帶脈 10 ～ 15 分鐘，以痛減為宜。

3. **溫和灸陽陵泉**：用艾條溫和灸治陽陵泉 10 ～ 15 分鐘，以局部溫熱為宜。

4. **溫和灸俠谿**：用艾條溫和灸治俠谿 10 ～ 15 分鐘，以熱感上傳為佳。

痤瘡

　　高考之後，谷同學發現自己臉上開始長痘，開始只是一兩顆，他就沒有重視，覺得自己可能只是青春期長痘，只要飲食清淡，注意休息，青春痘自然就會消退。然而臨近大學報到的日期，谷同學發現自己臉上的痘痘仍不見消退，反而有增多的趨勢。

什麼是痤瘡

　　痤瘡是美容皮膚科最常見的病症，又叫青春痘、粉刺、毛囊炎，多發於面部。痤瘡的發生原因較複雜，與多種因素有關，如飲食結構不合理、精神緊張、內臟功能紊亂、生活或工作環境不佳、某些微量元素缺乏、遺傳因素、大便秘結等。但主要誘因是青春期發育成熟，體內雄性激素水平升高，即形成痤瘡。

痤瘡的成因

　　中醫學認為，青年人氣血充足，陽熱偏盛，易致肺經蘊熱，加之外感風熱之邪，或由於灰塵、粉脂附著肌膚，冷水洗面等，使毛孔堵塞，而導致內熱鬱閉，肺經熱盛，上蒸於顏面及胸背，而發為本病。

依症狀探疾病

濕熱蘊結型： 丘疹、膿包並見，紅腫熱痛，口臭，尿黃，舌紅，苔黃膩，脈滑數。

腎陰陽失調型： 痤瘡與經期有關係，經前或經後皮損加重，可伴見腰脅脹痛、月經不調，舌質不紅。

選穴

主穴：中脘、曲池、合谷、足三里、豐隆

配穴：大椎、脾俞、太谿、三陰交

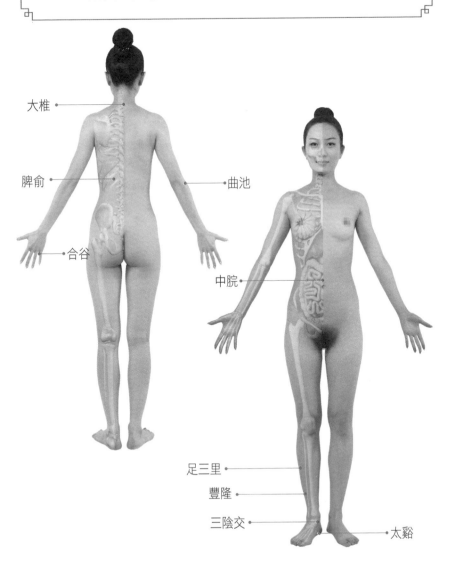

大椎

脾俞

合谷

曲池

中脘

足三里

豐隆

三陰交

太谿

艾灸基本步驟

1. **溫和灸中脘**：點燃艾灸盒置於中脘上灸治 20 ～ 30 分鐘，以局部溫熱為度。

2. **迴旋灸曲池**：用艾條迴旋灸法灸治曲池 10 ～ 15 分鐘，以熱感上傳為宜。

3. **迴旋灸合谷**：用艾條迴旋灸法灸治合谷 10 ～ 15 分鐘，以熱感上傳為宜。

4. **迴旋灸足三里、豐隆**：用艾條迴旋灸法灸治足三里、豐隆各 10 ～ 25 分鐘，以局部溫熱為度。

臨證加減：濕熱蘊結者

1. 雀啄灸大椎：

用艾條溫和灸法灸治列缺 15 分鐘，以皮膚潮紅為度。

2. 溫和灸脾俞：

用艾灸盒溫和灸治脾俞 10 ～ 15 分鐘，以有熱感為度。

臨證加減：腎陰陽失調者

1. 溫和灸太谿：

用艾條溫和灸法灸治太谿 15 分鐘，以有熱感為度。

2. 溫和灸三陰交：

用艾條溫和灸法灸治兩側三陰交各 10 ～ 15 分鐘，以局部皮膚潮紅為度。

大師有話說

　　油性皮膚的人或是經常鍛鍊的人，特別是運動員，應當增加洗臉的次數。運動或外出回家後應該及時洗臉，將臉上的臟塵和油垢洗掉，保持臉部清潔、乾爽，避免汙物堵塞毛孔。

　　最好先用熱水洗，然後用冷水再洗一遍，這樣有利於收縮毛孔。同時還要勤洗頭，頭皮出油也容易造成額頭冒出痘痘。

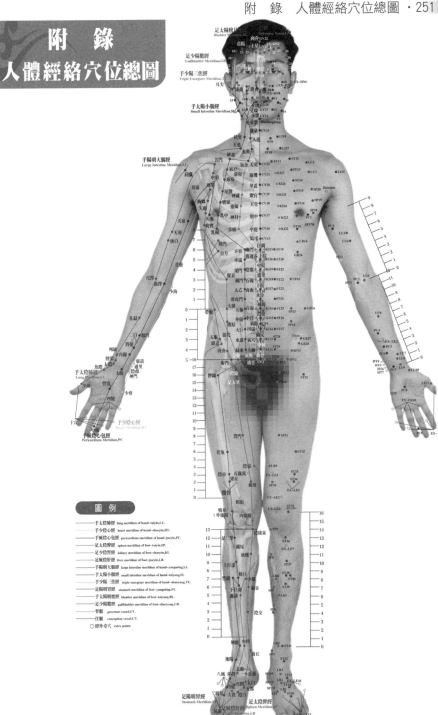

正 面

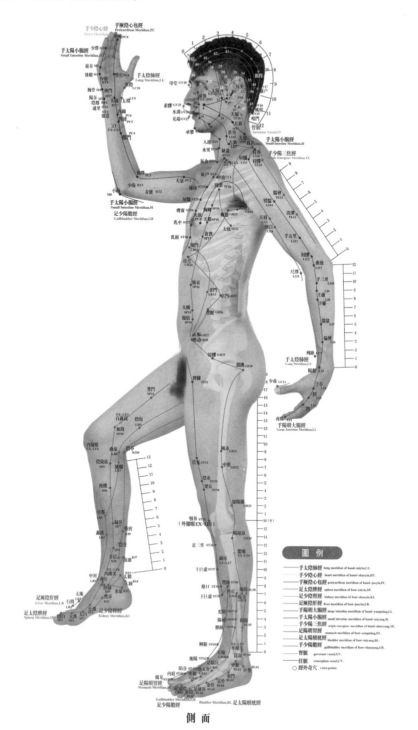

側 面

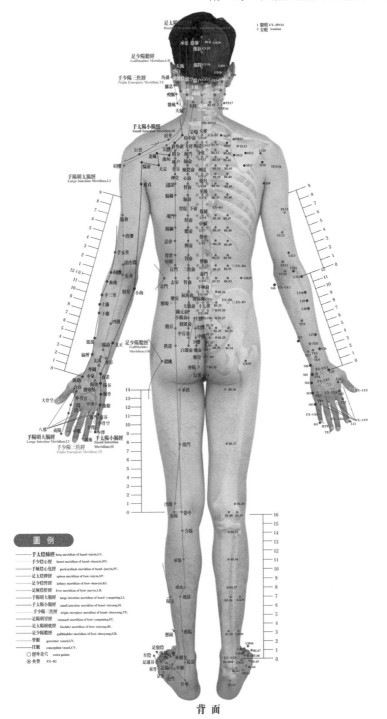

背面

圍棋輕鬆學

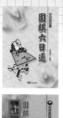

象棋輕鬆學

智力運動

棋藝學堂

歡迎至本公司購買書籍

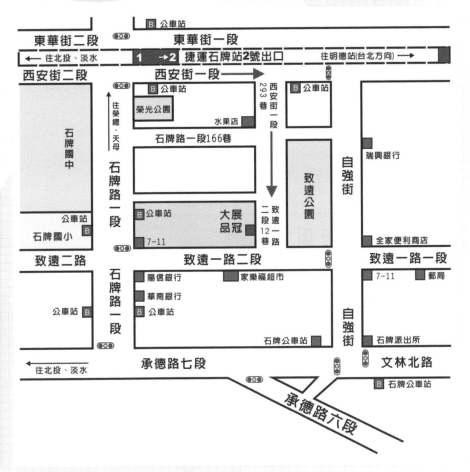

建議路線

1. 搭乘捷運‧公車

　　淡水線石牌站下車，由石牌捷運站2號出口出站(出站後靠右邊)，沿著捷運高架往台北方向走(往明德站方向)，其街名為西安街，約走100公尺(勿超過紅綠燈)，由西安街一段293巷進來(巷口有一公車站牌，站名為自強街口)，本公司位於致遠公園對面。搭公車者請於石牌站(石牌派出所)下車，走進自強街，遇致遠路口左轉，右手邊第一條巷子即為本社位置。

2. 自行開車或騎車

　　由承德路接石牌路，看到陽信銀行右轉，此條即為致遠一路二段，在遇到自強街(紅綠燈)前的巷子(致遠公園)左轉，即可看到本公司招牌。

國家圖書館出版品預行編目資料

國醫大師圖說艾灸／李業甫　主編　　——初版
　　——臺北市，品冠文化出版社，2021〔民 110.11〕
　　面；21 公分——（健康絕招；7）
　　ISBN 978－986－06717－4－2（平裝）
　　1. 艾灸　2. 經穴
413.914　　　　　　　　　　　　　　　　110015014

國醫大師圖說艾灸

主　　編／李業甫

責任編輯／王　　宜

發 行 人／蔡孟甫

出 版 者／品冠文化出版社

社　　址／台北市北投區（石牌）致遠一路 2 段 12 巷 1 號

電　　話／（02）28233123 • 28236031 • 28236033

傳　　真／（02）28272069

郵政劃撥／19346241

網　　址／www.dah-jaan.com.tw

E-mail／service@dah-jaan.com.tw

登 記 證／北市建一字第 227242 號

承 印 者／傳興印刷有限公司

裝　　訂／佳昇興業有限公司

排 版 者／弘益企業行

授 權 者／安徽科學技術出版社

初版 1 刷／2021 年（民 110）11 月

定　　價／330 元

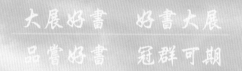

大展好書　好書大展
品嘗好書　冠群可期

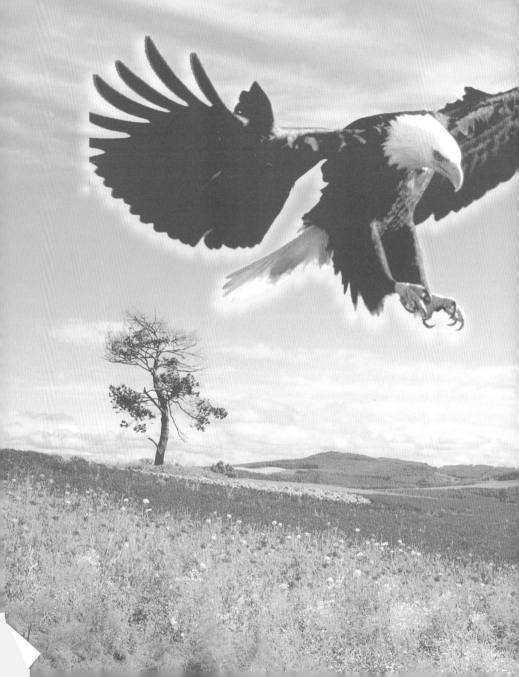

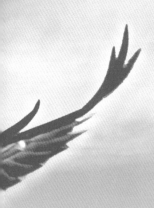

大展好書　好書大展
品嘗好書．冠群可期